ÉTUDE CLINIQUE

SUR LA

THORACENTÈSE

DANS LES

PLEURÉSIES SÉREUSES

PAR

Charles CHATELIN
Docteur en médecine de la Faculté de Paris,
Interne et lauréat des hôpitaux de Paris,
Lauréat (1er prix, ter) de l'École de médecine de Reims,
Ancien interne des hôpitaux de Reims.

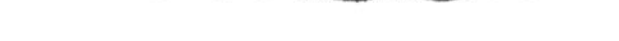

PARIS
A. PARENT IMPRIMEUR DE LA FACULTÉ DE MÉDECINE
29-31, RUE MONSIEUR-LE-PRINCE, 29-31

1880

ÉTUDE CLINIQUE

SUR LA

THORACENTÈSE

DANS LES

PLEURÉSIES SÉREUSES

PAR

Charles CHATELIN
Docteur en médecine de la Faculté de Paris,
Interne et lauréat des hôpitaux de Paris,
Lauréat (1er prix, ter) de l'Ecole de médecine de Reims,
Ancien interne des hôpitaux de Reims.

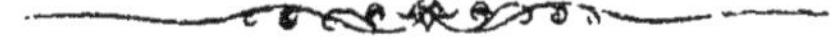

PARIS
A. PARENT IMPRIMEUR DE LA FACULTE DE MEDECINE
29-31, RUE MONSIEUR-LE-PRINCE, 29-31

1880

ÉTUDE CLINIQUE

SUR LA

THORACENTÈSE

DANS LES

PLEURÉSIES SÉREUSES

INTRODUCTION.

Si la pleurésie « a le regrettable privilége d'être une source de controverses malgré les innombrables travaux dont elle a été l'objet » (Woillez), la thoracentèse n'a pas peu contribué à étendre le champ de la discussion.

« L'opération de l'empyème, disait Laënnec (1), deviendra beaucoup plus commune à mesure que l'usage

(1) Traité de l'ausc. médiate, édit. de la Faculté, 1879, p. 610.

de l'auscultation médiate se répandra. » Cet avenir promis à la thoracentèse menaçait de se faire longtemps attendre ; la génération contemporaine de Louis avait cessé de croire à la gravité possible du pronostic de la pleurésie aiguë, et la méthode antiphlogistique, appliquée dans toute sa rigueur, déguisait encore ce qu'avait d'excessif cette proposition érigée trop à la hâte en principe absolu ; aussi, la paracentèse de la poitrine, dont Laënnec avait déjà formulé les deux indications les plus pressantes, retombait dans l'oubli.

Cependant une révolution complète dans les doctrines médicales allait amener une transformation profonde dans les opinions régnantes ; la doctrine de l'anémie, inspirée des travaux d'Andral et Gavarret, s'apprêtait à porter un coup fatal au système de Broussais : on sait ce qu'il advint de la thérapeutique des maladies inflammatoires ; la pleurésie aiguë partagea le sort commun. Cette autre exagération entraîna bientôt à sa suite des conséquences funestes : les vastes épanchements se multiplièrent et firent des victimes ; mais, de ces morts émouvantes, un profond observateur, savamment hardi dans ses déductions pratiques, Trousseau, en tira un précieux enseignement : « La pleurésie peut être mortelle par le fait même d'un épanchement excessif », telle est la proposition qu'il vint soutenir et démontrer devant l'Académie de médecine dans deux mémoires (1843-1844), qui font époque dans l'histoire de la thoracentèse. Toutefois, on pouvait prévenir ces morts inopinées, et la paracentèse de la plèvre lui avait donné le succès dans des circonstances où la gravité des symptômes ne laissait plus aucun doute sur l'issue fatale de la maladie. Les mémoires de Trousseau et le remarquable rapport de Bricheteau (1846), n'eurent cependant qu'un faible écho, car, comme le dit lui-même Trousseau, « l'opération était hautement condamnée par tous les médecins de notre pays dans les épanchements aigus ». Ce fut seulement après dix ans de luttes et de discussions opiniâtres, sans cesse ravivées par son ardeur infatigable, que cette première et difficile étape de l'histoire de la thoracentèse, entrée dans une voie véritablement scientifique, prit fin, en 1853, dans le rapport de M. Marrotte devant la Société médicale des hôpitaux : au total, la thoracentèse n'avait guère étendu le cercle de ses conquêtes, mais les résultats obtenus lui avaient définitivement acquis droit de cité dans la pratique médicale ; les conclusions de M. Marrotte différaient à peine de celles posées par Trousseau dix années auparavant, et même par Laënnec trente ans plus tôt : la ponction devait être faite toutes les fois qu'un vaste épanchement, dans la pleurésie aiguë ou chronique, menaçait l'existence. Et c'était bien là l'expression de la pratique à peu près généralement suivie à cette époque. Mais à quels signes reconnaître cette nécessité d'intervenir ? L'étendue de la matité, les résultats de la mensuration, le déplacement des organes, furent invoqués tour à tour. Ce côté de la question était encore sans solution précise lors de la discussion de 1864, au sein de la Société médicale des hôpitaux.

Cependant la thoracentèse, en restant une opération de nécessité, reculait alors les limites de ses indications; dans un remarquable résumé critique de la longue discussion soulevée à propos d'une communication de M. Archambault, Béhier, rappelant, sous une autre forme, les conclusions de M. Marrotte, faisait entrer, parmi les indications de la thoracentèse, les épanchements modérés avec lésions pulmonaires du côté opposé, réduisant déjà le champ de l'hématose. La ponction thoracique n'en restait donc pas moins, et c'était aussi l'opinion dominante d'alors, une opération de nécessité ; répondre à l'indication vitale était son seul but ; elle n'était pas encore élevée à la hauteur d'une méthode thérapeutique.

Pour en arriver là, il ne fallait rien moins qu'une modification profonde dans les appareils jusqu'alors en usage : au trocart de Reybard fut substitué le trocart capillaire (Blachez), à ce trocart capillaire fut adapté un appareil aspirateur (Dieulafoy, 1869), et c'est ainsi que la thoracentèse entra dans une voie nouvelle. La simplicité du manuel opératoire, l'innocuité de la piqûre et l'action efficace de l'aspiration semblaient avoir dissipé toutes les craintes. Les plus timorés s'enhardirent, et l'on pratiqua la thoracentèse à outrance : il ne s'agissait plus guère de répondre à une indication pressante ; c'était, semblait-il, le moindre avantage de la thoracentèse. De trop fervents adeptes ne connurent bientôt plus d'autre traitement de la pleurésie ; armés du trocart, ils attendaient, avec une impatience mal dissimulée, la formation de l'épanchement : on ponctionnait, on usait et l'on abusait de la puissance des aspirateurs, on vidait à fond les plèvres, on proclamait des guérisons remarquables, mais on comptait aussi, et peut-être plus souvent que les publications de l'époque ne le laissent supposer, des insuccès, des accidents redoutables, des morts imprévues ; et pendant que ces revers soulevaient les discussions de 1873 sur l'expectoration albumineuse, de 1875 sur les morts inopinées après la thoracentèse, le rapporteur de la Société médicale des hôpitaux enregistrait des chiffres menaçants : la mortalité, dans la pleurésie, prenait des proportions inquiétantes, et quelques adversaires de la nouvelle méthode n'hésitèrent pas à incriminer la thoracentèse.

Aujourd'hui que le silence s'est pour ainsi dire fait sur cette intéressante question, cependant toujours pleine d'actualité, est-on donc bien édifié sur la valeur thérapeutique de la ponction de la plèvre ; et, si quelques-uns, instruits par une longue pratique éclairée, ont sur ce point des convictions qui les guident, combien encore manquent de données suffisantes, je ne dis pas seulement sur les ponctions hâtives, ce qui est trop évident, mais lorsqu'il s'agit de répondre à une indication urgente ? Sommes-nous en possession de signes certains pour apprécier la quantité de liquide renfermée dans la plèvre ? A quels caractères reconnaître l'imminence du péril ?

L'ancienne méthode, le trocart muni d'une baudruche, avait suffi à toute une génération qui avait renferme les indications de la thoracentèse dans les interventions urgentes ; pendant toute cette période, le doute plana sur la valeur des signes à l'aide desquels se dévoile le danger ; ce défaut de précision, cette incertitude n'est pas encore complétement dissipée.

La méthode aspiratrice, en provoquant l'application de la thoracentèse au traitement des épanchements modérés et récents, a étendu le problème et l'a compliqué. Quelles règles générales formuler, en effet, quand chaque jour on se trouve en présence de cas toujours dissemblables ? Les conditions qui dominent l'évolution des pleuresies sont souvent obscures et multiples, où trouver la loi ?

Pour avoir quelque chance de mener à bonne fin une pareille tâche, il ne faudrait rien moins qu'une longue expérience appuyée sur un nombre imposant de faits exactement et complétement observés. A défaut de ces qualités pourtant essentielles, j'ai dû recourir aux documents recueillis par d'autres ; mais est-il besoin de le dire ? bien des observations sont écourtées ou présentées souvent à un point de vue spécial, et dès lors il devient impossible d'en tirer tout le profit désirable. Je ne donne dans ce travail que les observations que j'ai pu suivre moi-même, les unes rapportant des pleurésies ponctionnées, les autres ayant trait à des épanchements soumis au seul traitement médical. Aussi bien que les autres, ces dernières m'ont paru d'un enseignement utile au point de vue des indications et des contre-indications de la thoracentèse, et cet enseignement résulte de l'évolution même de ces pleurésies.

Un premier chapitre renferme quelques considérations générales sur la thoracentèse, l'étude des complications immédiates de l'opération et l'examen des accidents consécutifs.

Ces notions acquises permettent de mieux apprécier les indications et les conséquences de la thoracentèse dans les pleurésies séreuses, qu'il s'agisse d'épanchements considérables ou modérés : deuxième chapitre.

L'influence probable de la composition et de la distribution de l'épanchement, celle de l'origine de la pleurésie, sur les résultats de la thoracentèse, constitue la matière du troisième chapitre.

Un quatrième et dernier chapitre est consacré à l'opération envisagée surtout au point de vue du manuel opératoire.

CHAPITRE PREMIER

De la thoracentèse en général.

I

STATISTIQUES ET THORACENTÈSE

« J'avoue, disait Béhier, que pour me faire le champion de la statistique, je la veux rigoureuse et précise. » Les chiffres n'ont, en effet, aucune valeur intrinsèque, et les méthodes numériques deviennent d'une utilité fort restreinte, si l'on ne tient pas compte des circonstances multiples et variées qui peuvent modifier les nombres.

Lorsque M. E. Besnier, dans son rapport sur les maladies régnantes (1), présenta le chiffre de la mortalité dans la pleurésie pour le 1er trimestre des années comprises entre 1867 et 1873 inclusivement, il parut évident que la léthalité de cette affection avait doublé en six années : elle était de 7,89 p. 100 pour le 1er trimestre de 1867, 15,69 p. 100 pour le même trimestre de 1873. Quelques-uns s'émurent de ces chiffres, et n'hésitèrent pas à les mettre au passif de la thoracentèse. Cette grave accusation était certainement un peu hâtive, et d'autant plus que les moyennes établies sur un seul trimestre ne

(1) Union médicale, mai 1873.

pouvaient représenter la mortalité pour l'année entière. En se basant sur les données mêmes de M. Besnier, il est facile de faire des rapprochements de chiffres, d'où il résulte que la mortalité dans les pleurésies a fait moins de progrès qu'on ne l'aurait cru d'abord : pour 1867 elle était de 8,63 p. 100 ; pour 1868, 10,37 p. 100 ; pour 1873, 12,69 p. 100 ; l'écart est donc notablement moins considérable que la comparaison du premier trimestre de chaque année ne l'indiquait ; bien plus, en rapprochant la moyenne des trois premiers trimestres des années 1868, 1874, 1875 (celle du 4e trimestre manque), le rapport est renversé : en 1868, la mortalité atteignait 10,19 p. 100 ; en 1874, 9,94 p. 100 ; en 1875, 7,07. Je m'arrête, ayant eu simplement pour but de montrer que le groupement des chiffres donne des résultats fort différents, et que la mortalité dans la pleurésie subit des oscillations irrégulières ; que, pour saisir la loi de ces variations, il faudrait tenir compte de bien des éléments divers : la nature de l'épanchement, l'état général des malades, les constitutions médicales régnantes, certaines circonstances particulières dont les conséquences ne peuvent être négligées : ainsi, en 1872 et 1873, si la mortalité a été si forte, ne venait-on pas de traverser deux années néfastes, où mille causes d'épuisement avaient ébranlé les constitutions les plus robustes et provoqué l'éclosion d'affections thoraciques qui seraient peut-être longtemps encore restées latentes, mais sous le coup desquelles les organismes épuisés ont dû succomber ?

Avant de terminer ces remarques sur les statistiques, et pour montrer combien prudentes et réservées doivent être les conclusions à tirer des nombres pris en bloc, je résumerai brièvement une intéressante communication de M. Woillez, faite en 1864 à la Société médicale des hôpitaux : sur 127 pleurésies ponctionnées, 42 fois la terminaison avait été fatale, soit une mortalité de 33 p. 100 ! N'était-ce point assez accablant pour la thoracentèse? Eh bien, aucune de ces morts ne peut être imputée sérieusement à l'opération : pour ne parler que des 54 pleurésies séreuses (les autres étaient des pleurésies purulentes, hémorrhagiques ou avec pneumothorax), dans les 9 cas mortels, la pleurésie était compliquée, sinon dans deux où il y eut perforation du diaphragme, accident dont il faut accuser l'opérateur et non la méthode. Au total donc, 45 pleurésies séreuses simples, ponctionnées et guéries ; ces chiffres, qui tout d'abord paraissaient si sévères pour la thoracentèse, ne semblent-ils pas maintenant plaider en sa faveur ? Mais e n'ai garde de tomber dans une autre exagération, car j'ai seulement voulu rappeler que les chiffres bruts exposent à des conclusions erronées, et qu'une statistique n'est vraiment utile que lorsqu'elle analyse et groupe les faits, en tenant compte des circonstances au milieu desquelles ils se sont montrés. Comme ces données font actuellement défaut, la statistique éclaire encore bien peu la question de la thoracentèse.

II

DE QUELQUES PHÉNOMÈNES CONSÉCUTIFS A L'OPÉRATION

Appareil respiratoire. — En s'accumulant dans la

plèvre, l'épanchement ne tarde pas à transformer la pression négative intra-thoracique (4 à 12 millimètres de mercure : Donders), en pression positive, qui peut atteindre 20 et 30 millim. Des recherches faites dans le service de M. Potain, ont démontré (1) que la pression n'est pas seulement proportionnelle à l'abondance de l'épanchement, mais aussi et surtout à l'âge de la pleurésie : forte dans les pleurésies aiguës dont l'épanchement s'est rapidement formé, faible, au contraire, dans les pleurésies anciennes (Obs. IX).

La décompression peut faire sentir ses effets sur la plèvre et le poumon : —1° Sur la plèvre : tantôt elle favorise la disparition du liquide laissé après la ponction, en rendant perméables les lymphatiques momentanément oblitérés par un excès de pression (Fræntzel), résultat plus commun dans les pleurésies récentes ; tantôt le liquide se reproduit rapidement : presque toujours alors il s'agit d'une pleurésie symptomatique, à moins que l'on ait affaire à l'un de ces vieux épanchements enkystés, aux parois épaisses, résistantes et sans souplesse. Dans quelques cas exceptionnels, la reproduction du liquide est si rapide et si abondante, que la mort survient en quelques heures par asphyxie ; ces faits de « pluies séreuses », qui ont été niés gratuitement, reposent sur plusieurs observations positives. La décompression peut également favoriser le passage des éléments figurés du sang dans la plèvre, soit par rupture des capillaires, soit par diapédèse ; la teinte rosée que prend parfois le liquide vers la fin d'une ponction, reconnaît pour cause la rupture de capillaires pleuraux par un mécanisme

(1) G. Homolle. in Revue mensuelle, février 1879.

facile à comprendre. L'apparition de leucocytes dans l'épanchement, et les conséquences qui peuvent en résulter sont d'une interprétation beaucoup plus délicate ; selon Conheim, l'inflammation favorise la diapédèse des globules blancs, et peut-être cette influence s'exagère-t-elle par la décompression ; existe-t-il là une cause possible de transformation purulente de l'épanchement? Fræntzel, dans un travail sur la pleurésie (Berlin, 1877), défend cette opinion. — 2° Sur le poumon : le rétablissement de la circulation pulmonaire s'accompagne assez souvent d'un certain état congestif qui, d'après la remarque de M. Lereboullet (1), se traduit par un léger degré de dyspnée avec toux quinteuse, pénible, râles crépitants humides et parfois expectoration séro-spumeuse. Les conséquences de la décompression sur le poumon peuvent être beaucoup plus graves, et sans compter les congestions asphyxiques et les œdèmes aigus dont il sera plus loin question, la thoracentèse a été suivie d'une pneumonie (Potain), d'une apoplexie pulmonaire foudroyante (Legroux), d'une hémoptysie d'une durée de vingt-quatre heures (Moutard-Martin), de la rupture mortelle d'un anévrysme dans une caverne pulmonaire (Fræntzel), etc.

D'après M. Homolle (2), quand la décompression est lente et graduelle, on peut en général continuer l'évacuation, mais les décompressions brusques et fortes prédisposent aux accidents. Il y aurait un intérêt réel à pouvoir adapter commodément un manomètre à l'appareil aspirateur. Tant que la pression est positive dans

(1) Gaz. hebd., 1876.
(2) Loc. cit.

la plèvre, l'aspiration n'est que relative et facilite simplement l'évacuation ; elle ne doit par avoir d'autre but, et le manomètre indiquerait le moment où l'aspiration peut devenir dangereuse.

Circulation et pouls ; température. — Du fait de la diminution de pression intra-thoracique, la circulation tend à rentrer dans les conditions physiologiques normales : la tension artérielle augmente, les phénomènes de stase veineuse se dissipent rapidement. Le pouls traduit ces modifications ; trois fois le tracé du pouls pris avant et après la thoracentèse (obs. I, II, IX) m'a donné les résultats suivants : avant l'opération, la ligne de descente offrait une série d'ondulations ; après l'opération, elle se présentait avec le dicrotisme normal. Ces résultats diffèrent de ceux de M. Cornil (1) qui, dans quelques cas, vit disparaître après la thoracentèse le dicrotisme constaté avant la décompression. Le pouls diminue ordinairement de fréquence : de 120 à 140, tombe au-dessous de 100 ; ce ralentissement peut se faire attendre plusieurs jours, sans cause appréciable (obs. VI, XIII). En général, après la ponction, les intermittences, la faiblesse et l'inégalité du pouls disparaissent le jour même ou le lendemain, à moins que le cœur ne reste déplacé, ou ne soit lui-même affecté (obs. II, III) ; une lésion cardiaque préexistante favorise beaucoup les perturbations du pouls, mais celles-ci peuvent disparaître à la suite d'une faible évacuation du liquide pleural (obs. VII).

(1) Société de biologie, 1864.

Dans les pleurésies aiguës, des modifications thermiques, apportées par la thoracentèse, les unes sont immédiates, locales et générales; les autres se font sentir sur l'ensemble de la courbe. M. Peter attribue l'élévation locale de la température à l'hyperémie mécanique et sécrétoire produite par la décompression; l'élévation de la température générale n'est que consécutive à celle-ci et moins importante. Le lendemain des thoracentèses, Jobbé-Duval (1) a fréquemment trouvé 5 à 6 dixièmes en faveur du côté malade. Lorsque la fièvre pleurétique est éteinte depuis un temps plus ou moins long, il n'en est plus de même : chez le malade de l'observation II, l'évacuation de 3 litres de liquide et l'apparition d'une congestion pulmonaire intense ne modifièrent point la température locale; dans l'observation IX (pleurésie chronique) les ponctions ne faisaient nullement varier la température locale. M. Laboulbène (2) et d'autres observateurs ont constaté une élévation de la température centrale (2 à 3 dixièmes après la ponction), et ce phénomène serait dû « au rétablissement des actions moléculaires dans les parties comprimées du poumon. » Cette élévation centrale de la température est moins manifeste dans les pleurésies chroniques; elle peut manquer complétement (obs. IX).

L'influence de la thoracentèse sur l'ensemble de la courbe du mouvement fébrile est variable : tantôt la fièvre tombe rapidement (obs. I), malgré les complications qui surviennent; dans l'observation XIII, la ponction est faite le vingt-quatrième jour, la chute de la

(1) Etude sur la thermométrie pleurale, th. de Paris, 1875.
(2) Compte-rendu de l'Académie des sciences, 1872.

fièvre se fait le lendemain. M. Bouilly (1) a constaté que la thoracentèse en général, ne diminue pas la durée de la fièvre pleurétique, en moyenne de vingt-huit à trente jours, mais en atténue l'intensité; il est toutefois bien difficile de juger cette question, car la durée de la fièvre dans la pleurésie est excessivement variable. Tantôt une ou plusieurs ponctions peuvent être sans influence sur la courbe fébrile (obs. VIII). D'autres fois, enfin, il y a recrudescence de la fièvre pendant quelques jours; M. Lereboullet (2) dit avoir toujours vu cette élévation thermique coïncider avec un état congestif du poumon; cependant cette relation, dans les cas que j'ai observés, ne m'a pas paru constante. N'y aurait-il pas parfois, après la ponction, suractivité dans les phénomènes phlegmasiques de la plèvre, d'où accentuation du mouvement fébrile? Cette question intéressante, au premier chef, s'adresse surtout aux ponctions hâtives; cependant je me bornerai à faire remarquer ici que bien des fois, alors que le liquide se reproduit, la température reste stationnaire ou baisse; dans l'observation III, on peut constater que, malgré la reproducduction de l'épanchement et son passage à la purulence, la température fébrile baissait; la fièvre était nulle quatre jours encore après la troisième ponction, qui avait donné un liquide séro-purulent. — Dans les pleurésies chroniques apyrétiques, la température reste ordinairement normale (obs. IX). — Il serait intéressant d'établir la loi de cette influence de la thoracentèse sur la marche de la température, mais les conditions n'en sont pas suffisamment connues.

(1) Mouvement médical, 1873.

(2) Loc. cit.

La décompression thoracique a aussi une action curieuse sur la composition des urines. M. Lemoine (1) a constaté que la densité des urines, la quantité de l'urée et des sels augmentent pendant quelques jours, bien que le mouvement fébrile tombe ou diminue. (Consulter notre observation IX : à la suite d'une ponction, le malade rendit trois fois autant d'urée que la veille, et la température était restée normale.) Il semble que le cours du sang, reprenant son intensité ordinaire, débarrasse les tissus des produits de dénutrition qui s'y sont accumulés pendant la gêne circulatoire.

III

COMPLICATIONS IMMÉDIATES DE LA THORACENTÈSE, ET ACCIDENTS CONSÉCUTIFS.

Dans un remarquable plaidoyer en faveur de la thoracentèse, devant la Société médicale des hôpitaux, le professeur Béhier (2) fit un jour bonne justice des exagérations sur les conséquences funestes prochaines ou éloignées de la ponction thoracique. Quoique généralement bénigne, la thoracentèse cependant réserve parfois d'émouvantes surprises. Or, prévoir ces surprises pour les éviter, tel est le but que l'on doit s'efforcer d'atteindre.

(1) De la thoracentèse dans le traitement de la pleurésie aiguë, th. de Paris, 1876.

(2) 25 mai 1864.

Plusieurs heures ou quelques jours après l'opération, la mort peut survenir dans des circonstances qui n'ont rien de commun avec la thoracentèse; tantôt c'est l'affection primitive qui a suivi son cours : cancer pleuro-pulmonaire, tuberculose, péritonite, etc; tantôt c'est une affection concomitante ou une complication qui a conduit le malade au terme fatal : symphyse cardiaque avec dilatation des cavités (1), dégénérescence graisseuse du cœur (2), péricardite aiguë sèche (3), etc. Plusieurs auteurs (Béhier, Woillez, Toulmouche, etc.) ont insisté sur la gravité de la péricardite comme complication de la pleurésie, et Stokes signale la dégénérescence graisseuse du cœur, dans les pleurésies simples, comme cause de mort subite. Ces quelques citations suffisent pour que, le cas échéant, on sache faire la part de l'organisme malade dans l'appréciation des causes de mort après la thoracentèse.

§ I. *Des ponctions sèches.* — Les ponctions sèches peuvent reconnaître pour cause soit un obstacle apporté par les fausses membranes, soit la pénétration du trocart dans le poumon, soit enfin la perforation du diaphragme au cas d'adhérences phréno-costales. Je laisse de côté tous les cas où la ponction blanche résulte d'une erreur de diagnostic, alors qu'il n'y a pas d'épanchement dans la plèvre. Les fausses membranes qui tapissent la plèvre pariétale seront d'autant plus facilement décollées et chassées devant le trocart, qu'elles seront plus épaisses et plus

(1) Vallin, Soc. méd. des hôp., 26 nov. 1875.
(2) Homolle, in thèse de Foucart, 1875.
(3) Forget, in thèse de Goguel, 1858.

anciennes, le trocart plus volumineux. Trousseau qui avait déjà signalé cet accident, recommandait de faire pénétrer le trocart par un mouvement brusque et dans une direction oblique. Souvent le malade et l'opérateur ont sensation de cette déchirure. Quelquefois la fausse membrane reste arc-boutée à l'extrémité de la canule, et l'introduction d'un stylet mousse ne suffit pas toujours à ouvrir la voie ; il faut reprendre la lance du trocart et, par un coup sec, pénétrer plus profondément ; dans le fait de l'obs. IX, cette manœuvre n'a même pas réussi; la canule glissa sous la fausse membrane et l'on fut obligé de la retirer. Des plaques ossiformes pourraient offrir un obstacle infranchissable ; sur un cadavre, je dus employer le marteau pour faire pénétrer un stylet très acéré, et il y eut un décollement considérable. Lorsque l'on tombe dans une pleurésie aréolaire, quoi qu'on fasse, on obtient à peine quelques gouttes de liquide ; il semble que dans ces cas l'épanchement soit pris en une gelée parsemée de vacuoles analogues à celles que l'on observe quelquefois sous l'épiderme après l'application d'un vésicatoire. Si les ponctions sèches sont possibles au début de la pleurésie, quand il n'existe encore que des fausses membranes ou que l'épanchement se limite par une ligne très oblique (Bouilly), elles sont beaucoup plus fréquentes dans les pleurésies anciennes pour lesquelles on a déjà fait, ou non, une ou plusieurs thoracentèses : des fausses membranes épaisses peuvent induire en erreur, et il est excessivement difficile de préciser le moment où toute trace de liquide a disparu.

La pénétration dans le poumon est possible lors d'épanchements en lame, soit par le fait d'un état congestif du poumon dont il faudra toujours, surtout dans les pleurésies récentes, discuter la possibilité, soit par le fait d'adhérences qui retiennent cet organe en contact avec la paroi, ou à une faible distance (obs. V). Au cas de pleurésie interlobaire, dont les signes sont si obscurs, une ponction exploratrice pourrait se perdre dans le parenchyme pulmonaire. L'innocuité de ces piqûres est à peu près complète : douleur insignifiante, toux légère, quelques crachats sanguinolents ; ni hémorrhagie grave, ni pneumothorax ; et l'écoulement possible du liquide pleural par les bronches n'a pas encore été confirmé par un fait positif.

Des adhérences plus ou moins anciennes peuvent maintenir sur une hauteur quelquefois considérable, le diaphragme en rapport avec la paroi thoracique ; dans un cas rapporté par M. Jaccoud, Girgensohn de Riga pénétra dans l'abdomen en faisant l'empyème dans le sixième espace intercostal sur la ligne moyenne de l'aisselle ; le diaphragme était fixé à la cinquième côte. M. Noël Gueneau de Mussy (Arch. de méd. juillet 1879) rapporte deux cas analogues. Dans les mêmes circonstances, on a observé la piqûre du foie, tantôt sans conséquence grave (Bucquoy, Widal), tantôt suivie de péritonite mortelle (Aran, Ch. Bernard, Marrotte). On devra donc, surtout dans les pleurésies chroniques, songer à ces adhérences et étudier la respiration diaphragmatique et costo-inférieure. Cette question sera reprise plus loin.

Au total, les ponctions sèches, surtout avec le trocart fin ou l'aiguille, sont presque toujours absolument innocentes, quelquefois même, elles ont paru activer la résorption de l'épanchement (Bucquoy, Hérard, etc.).

§ II. *De quelques complications qui relèvent plus spécialement du manuel opératoire.* — Un accident peu connu ou tout au moins peu décrit, mais sans gravité, est l'apparition, aussitôt après la ponction, d'une tumeur fluctuante au point où a pénétré le trocart. Chez le malade de l'obs. XVII, on avait employé un moyen trocart de l'appareil Potain ; le malade n'avait pas toussé après la ponction ; le lendemain il restait à peine trace de la tumeur, et il ne se produisit pas d'ecchymose ; à l'autopsie, on omit d'examiner la région. Dans un cas observé par mon collègue et ami Cuffer, une tumeur fluctuante, sans battements, apparut brusquement dans les mêmes circonstances ; le malade n'avait pas toussé ; toutefois, au moment du retrait de la canule, le robinet de l'aspirateur n'était pas fermé ; le lendemain, la tumeur avait en grande partie disparu ; il n'y eut pas d'ecchymose, mais à l'autopsie faite dix jours après la ponction, je trouvai les traces d'un épanchement sanguin récent dans l'épaisseur du bord externe du grand dorsal, que le trocart avait traversé. Dans la région sous-axillaire, il existe parfois d'assez grosses veines sous-cutanées qu'il est d'ailleurs facile d'éviter. Une tumeur analogue pourrait-elle être produite par le liquide pleural, lorsque le malade est pris de quintes de toux ? Avec un trocart de petit calibre le fait est peu probable, et la plaie en boutonnières croisées faite aux muscles intercostaux, comme je l'ai observé dans le cas rapporté plus haut, expliquerait bien cette absence d'infiltration. Trousseau rapporte un cas d'épanchement sous-cutané du liquide pleural, mais la ponction avait été faite à l'aide d'un bistouri.

J'ai cherché à me rendre compte s'il était possible de blesser l'artère ou le nerf intercostal : dans le tiers moyen de l'espace intercostal, c'est-à-dire dans la région sous-axillaire, où se font la plupart des ponctions, l'artère suit le bord inférieur de la côte et se trouve abritée derrière ce bord ; le nerf est au-dessous. En rasant, sur un cadavre, le bord inférieur de la côte, le trocart passa entre l'artère et le nerf; celui-ci peut donc être piqué, et il le fut très-probablement dans l'une des ponctions faites au malade de l'obs. III. Quant à la blessure de l'artère, je n'en connais pas d'exemple; mais elle serait possible si, ponctionnant près du bord supérieur, on inclinait en haut la pointe du trocart. Alors même que l'on emploie une aiguille, il est donc plus sûr de toujours raser le bord supérieur de l'arc costal. La déchirure du périoste est sans conséquence, comme la piqûre de la côte; M. Bourdon (communication orale) observa cependant un petit abcès avec dénudation de l'os.

Je ne m'arrêterai pas ici sur la coloration sanguinolente que prend quelquefois l'épanchement vers la fin d'une ponction poussée trop loin, accident que l'on a constaté avec le trocart de Reybard (Trousseau) comme avec l'appareil aspirateur; j'y reviendrai au paragraphe de la transformation purulente des épanchements séreux.

Du pneumothorax. — Un pneumothorax, en général passager, peut se montrer quelques instants ou quelques jours après la thoracentèse; toutefois, il ne faudrait pas toujours attribuer à cette complication l'apparition d'un tympanisme creux, d'un souffle amphorique, sans tintement métallique ni succussion, phénomènes pseudo-cavitaires que l'on observe quelquefois, et surtout dans les pleurésies chroniques, à la suite de l'évacuation d'un épanchement (Rilliet et Barthez, Béhier, Landouzy), et (obs. IX, XVII). L'apparition de gaz libres dans la plèvre, après la ponction, reconnaît plusieurs causes :

a) La pénétration de l'air extérieur par la plaie était inévitable quand la paracentèse se pratiquait à l'aide du bistouri. Lorsqu'un manchon de baudruche fut adapté au trocart, l'accident devint très rare ; cependant la membrane s'est plus d'une fois rompue sous l'influence d'inspirations fortes précédant les quintes de toux. Les bulles d'air qui restent quelquefois emprisonnées dans le cylindre de baudruche pénètrent parfois dans la poitrine, mais ne suffisent pas à donner les signes d'un pneumothorax. Avec les appareils aspirateurs, cet accident n'est pas à craindre lorsqu'on a quelque habitude du manuel opératoire. — *b*) Le pneumothorax peut résulter d'une rupture pulmonaire. Les vésicules d'un poumon sain ou emphysémateux pourraient-elles se rompre ? Je n'en connais pas d'exemple positif ; mais il n'en est pas de même chez les tuberculeux : un tubercule sous-pleural ramolli, une petite caverne superficielle (Moutard-Martin) (1), peuvent se rompre au moment du déplissement du poumon et principalement sous l'influence de quintes de toux. La réouverture d'une ancienne fistule broncho-pleurale, donnera le même résultat ; le pneumothorax, dans ces cas, n'apparaît assez souvent que deux ou trois jours après la ponction (Potain) (2). — c) Des gaz peuvent-ils se dégager du liquide épanché ? Le fait ne paraît pas douteux pour la pleurésie purulente, tantôt même avant la ponction (Boisseau) (3),

(1) Gaz. des hôp., 1867, p. 190.
(2) G. Homolle, loc. cit.
(3) Du pneumothorax sans perforation, Arch. de méd., 1868.

le plus souvent plusieurs heures ou quelques jours plus tard (Peyrot). Les faits rapportés par Roger et Trousseau (1), par M. Hérard, ont également trait à des pleurésies purulentes. En est-il de même dans les pleurésies séreuses ponctionnées? Sous l'influence de la décompression, les gaz en dissolution dans les liquides de la plèvre forment des bulles fines qui apparaissent dans certaines parties de l'appareil aspirateur (obs. XVII); mais le même phénomène se passe-t-il parfois dans la cavité pleurale, et la quantité de gaz mis en liberté est-elle suffisante pour donner les signes d'un pneumothorax? En un mot, existerait-il dans la plèvre quelque chose de grossièrement analogue à ce que l'on observe dans un flacon d'eau de seltz dont on laisse échapper l'eau gazeuse? Une observation récente de M. Bucquoy (2) semble le démontrer : il s'agissait d'une pleurésie aiguë; au milieu de l'opération un sifflement aigu indiqua la pénétration d'un gaz dans l'appareil ; il y eut un pneumothorax consécutif, dont la guérison fut rapide. La présence de l'air dans la plèvre, au cas d'épanchement séreux, est le plus souvent sans conséquence grave ; même chez des tuberculeux, on observe parfois des hydropneumothorax sans passage à la purulence (Matice, Landouzy, Marais, in thèse de Peyrot). Le pneumothorax survenant après la ponction comporte un enseignement pratique dont il sera question à propos de la thoracentèse chez les tuberculeux.

Au cours de l'opération, et surtout quand la décompression est poussée un peu trop loin, le malade éprouve

(1) Pneumothorax passager après la thoracentèse, Soc. méd. des hôp., 1850.

(2) Acad. de méd., 25 nov. 1879.

quelquefois un sentiment d'angoisse thoracique, une douleur à l'épigastre ou au niveau des insertions du diaphragme ; parfois c'est dans l'épaule et le bras correspondant, ce que l'on a attribué au tiraillement d'adhérences du sommet du poumon probablement tuberculeux. Il n'est pas rare non plus d'observer des quintes de toux, quand l'air pénètre de nouveau les vésicules pulmonaires atélectasiées par l'épanchement. On doit surveiller l'apparition de ces phénomènes et suspendre l'opération dès qu'ils se montrent, n'eut-on encore retiré que quelques centaines de grammes de liquide. Ils sont sont souvent précurseurs d'accidents plus graves qui éclatent si l'on continue l'aspiration.

§ III. — *Expectoration albumineuse et asphyxie ; œdème aigu et congestion du poumon.* — C'est en 1853, dans la thèse de Pinault (1), qu'il est fait mention pour la première fois de l'expectoration albumineuse. Cependant ce fut seulement en 1872 que cette complication souleva une première discussion à l'Académie de médecine. Peu de temps après, M. Terrillon (2) réunissait une vingtaine d'observations et donnait une description détaillée de cet accident de la thoracentèse. La longue discussion qui eut lieu la même année, à la Société médicale des hôpitaux, porta presque exclusivement sur la pathogénie, la cause immédiate de cette complication, et non sur les conditions dans lesquelles cet accident se rencontre ; le côté clinique de la question fut à peu près complétement négligé (3). Cependant, à l'occasion de deux accidents de

(1) Considérations cliniques sur la thoracentèse.
(2) De l'expectoration albumineuse, Paris, 1873.
(3) Union méd., 1873, p. 953, 974.

cette nature, terminés par la mort, Béhier insista sur les altérations concomitantes du poumon non en rapport avec l'épanchement, et en tira quelques déductions pratiques. Dans une monographie récente, M. Dieulafoy (1) a exposé, mieux qu'on ne l'avait fait jusqu'alors, les circonstances capables de favoriser les accidents d'asphyxie et d'expectoration albumineuse.

Cette complication se présente sous deux formes : *a*) Des phénomènes d'asphyxie aiguë, le plus souvent sans expectoration et se terminant presque toujours par la mort en quelques minutes, plus rarement deux ou trois heures ; *b*) un plus grand nombre de fois, le phénomène dominant est l'expectoration albumineuse ; l'asphyxie est moins menaçante, la mort est plus rare ; cette seconde forme n'est qu'une manifestation atténuée de la précédente. Dans les huit cas mortels que j'ai recueillis, une seule fois il y eut expectoration albumineuse, le malade rendit un crachoir et demi de sérosité spumeuse (2) ; le malade de Béhier, qui mourut d'asphyxie aiguë, disait que : « s'il pouvait cracher, il serait soulagé. »

Mon but n'est pas de faire l'exposé symptomatique de l'expectoration albumineuse, que l'on trouvera dans les travaux antérieurs.

Un côté de la question, semble-t-il, n'a guère attiré l'attention : c'est la marche de la température au cours de cette complication ; par la lecture des obs. I et II, on sera frappé du contraste qui existe dans les deux cas ;

(1) De la thoracentèse par aspiration dans la pleurésie aiguë, Paris, 1878.

(2) Oulmont, France médicale, déc. 1875.

dans le premier, la température atteint le chiffre élevé de de 41°5 ; dans le second, et alors que les accidents étaient plus graves, la température reste normale ; dans l'obs. I, la ponction avait été faite au cours de la fièvre ; dans l'obs. II, la fièvre était tombée depuis un temps indéterminé ; c'est la seule circonstance différentielle qui m'a paru digne d'être rapportée ; suffit-elle pour expliquer ce contraste ?

Quant au mécanisme de ce groupe d'accidents, il se résume aujourd'hui dans la théorie de l'œdème aigu et de la congestion du poumon. Toutefois, le dernier mot n'est pas dit sur cet état du poumon qui favorise la transsudation d'un liquide séro-albumineux. On a invoqué les expériences de Longet et de Cl. Bernard sur la section des nerfs pneumogastriques, et cependant ceux qui ont rappelé ces expériences ne se sont pas expliqués sur le rapprochement qu'ils cherchaient à faire entre la section des nerfs vagues et la thoracentèse ; d'ailleurs, le fait n'est pas constant, et des animaux sont morts, après la section de la dixième paire, sans que l'on ait constaté à l'autopsie aucune lésion pulmonaire (1). Les congestions et les œdèmes des poumons, que l'on rencontre fréquemment au cours d'affections variées, ne donnent guère lieu à l'expectoration albumineuse ; je ne connais à ce propos qu'une observation de M. Fernet (thèse de Foucart), dans laquelle il est question d'une expectoration albumineuse survenue au cours d'une affection mitrale. Dans ses leçons de 1873, Béhier donnait de cet accident l'explication suivante : l'air, pénétrant dans les alvéoles pulmonaires,

(1) Paul Bert, Leçons sur la physiologie comparée de la respiration, p. 496.

excite la contraction des petits vaisseaux qui bientôt se laissent dilater par épuisement, et cet état paralytique favorise la transsudation de la partie séreuse du sang. G. Johnson (1) admet la formation dans les veines pulmonaires, pendant l'affaissement du poumon, de coagula qui, au moment de l'afflux du sang après la thoracentèse, font obstacle à la circulation, d'où hyperémie des capillaires, d'où transsudation séreuse. Dans les sept observations, avec autopsie, que j'ai étudiées, 3 fois on note l'absence de congestion et d'écoulement de sérosité à la coupe des poumons (Raynaud, Gombault, Liouville); 2 fois, on signale l'écoulement d'une sérosité abondante (Béhier, Dumontpallier); 2 fois, la congestion du poumon du côté opposé (Gombault, Girard), et dans le dernier cas n'y avait-il congestion que du tiers inférieur du poumon. Il est vrai que l'état congestif peut en grande partie disparaître après la mort; cependant, je ne puis m'empêcher de voir dans cet accident autre chose qu'un état de congestion et d'œdème vulgaires du poumon.

Il est d'un intérêt plus pratique de rechercher les circonstances dans lesquelles se sont montrées ces complications. L'analyse de 28 observations, y compris les deux faits rapportés plus loin (obs. I et II), m'a donné les résultats suivants :

L'âge des malades paraît sans influence; 17 fois, la pleurésie était à gauche, 3 fois double avec prédominance des accidents 2 fois à gauche; les pleurésies récentes semblent favoriser cette complication : 9 fois, entre 4 à 20 jours, après le début de l'affection; 7 fois,

(1) British Medical Journal, 1873, p. 479.

entre 20 et 30 jours; 4 fois, entre 30 et 60 jours ; 2 fois, la pleurésie avait quatre mois de durée. Quant aux méthodes opératoires : 15 fois, on avait employé le trocart de Reybard, 10 fois un appareil aspirateur. La durée de l'évacuation n'est pas notée dans la plupart des cas. Dans deux observations, on signale une sensation de constriction thoracique ; dans huit, des quintes de toux plus ou moins violentes. Je laisse momentanément de côté la quantité du liquide évacué, pour aborder des circonstances qui ont une influence de premier ordre sur la production des accidents en question. Sur les 28 faits réunis, la mort fut huit fois le résultat de cette complication ; or, dans sept cas au moins, il s'agissait de *pleurésie compliquée :* 1° pleurésie double au cours d'un rhumatisme articulaire aigu ; évacuation, 1 litre de sérosité (Girard) (1); 2° pleurésie droite, sclérose du sommet droit, adhérences nombreuses du poumon gauche, en partie sclérosé; évacuation, 1200 grammes de sérosité (Gombault) (2); 3° pleurésie gauche, adhérences nombreuses à droite, cœur énorme, lésions aortiques, insuffisance tricuspidienne; ponction, 1200 grammes de sérosité (Liouville) (3) ; 4° pleurésie gauche; on retire 2500 grammes de sérosité citrine ; adhérences très étendues des plèvres, bronchopneumonie à droite (Béhier) (4); 5° pleurésie droite, évacuation de 2500 grammes de sérosité; adhérences des plèvres et bronchite généralisée (Dumontpallier) (5); 6° épanchement double

(1) Gaz. des hôp., 1864.
(2) Thèse de Terrillon, 1873.
(3) Idem.
(4) Union méd., 24 juin 1873.
(5) Gaz. méd., 1873.

au cours d'un rhumatisme articulaire aigu, double souffle mitral; ponction à gauche; 200 à 300 grammes de sérosité (Raynaud) (1); 7° pleurésie gauche, de quatre mois, extraction de 1400 grammes de sérosité; à gauche, masse caséeuse ancienne, granulations grises et néo-membranes pleurales; à droite, noyau caséeux et sclérose (Bouveret) (2); 8° évacuation de 3 litres de sérosité rose un peu trouble, pleurésie gauche; il n'y eut pas d'autopsie (Legendre) (3).

Les 20 cas dans lesquels les accidents ont été moins graves se répartissent ainsi : 12 fois, au moins, il s'agissait de *pleurésie compliquée ;* dans 7 cas, d'affection cardiaque (lésions aortiques, mitrales, état asystolique, arhythmie chez deux vieillards) ; dans les 5 autres cas, d'affections pleuro-pulmonaires (tuberculose, bronchite généralisée, pleurésie ancienne du côté opposé). Dans les 8 observations qui ne signalent aucune complication, la thoracentèse paraît seule responsable : 1° soit par la quantité de liquide extraite de la poitrine : 5500 grammes (Woillez), 5 litres (Marrotte), 3 litres (Faussillon), 3 litres (Pinault), et, dans tous ces cas, on avait employé le trocart de Reybard (4); 2° soit par une quantité moins considérable, mais pendant la période fébrile : dans 3 cas, la ponction avait été faite vers le quinzième jour : 2 litres (thèse de Pinault), 2600 grammes (Martineau), 2 litres (obs. I) ; 3° soit, enfin, par le fait d'une décomposition poussée trop loin : dans une pleurésie

(1) France médicale, déc. 1875.
(2) Idem, 1878.
(3) Gaz. des hôp., 1875.
(4) Thèse ds Terrillon.

chronique l'accident survint, alors que l'on n'avait évacué que 1245 grammes de sérosité ; mais la pression manométrique était tombée à —38^{mm} de mercure à la fin de l'opération (Homolle) (1).

Les diverses circonstances que nous avons vues favoriser les accidents peuvent agir isolément; mais elles combinent fréquemment aussi leurs effets. On a pu voir que les cas mortels n'ont pas été ceux dans lesquels l'évacuation avait été très abondante ; toutefois, une pleurésie compliquée et l'évacuation en une seule fois d'une quantité abondante de liquide, favorisent au plus haut degré les phénomènes d'asphyxie ou d'expectoration albumineuse.

Que conclure de ces faits? Que si la pleurésie est compliquée d'affection pleuro-pulmonaire ou cardiaque, il faudra redoubler de précautions, évacuer lentement et une faible quantité de liquide ; si, dans les cas ordinaires, on conseille avec raison de n'évacuer qu'un litre de liquide, il sera prudent ici de ne pas dépasser 500 grammes, et même de s'arrêter plus tôt si le malade éprouve quelque sensation particulière dont il a été parlé plus haut. Que si la pleurésie est récente, s'il y a de la fièvre, on devra se garder, au cas de ponction urgente, d'évacuer plus d'un litre ; on a vu tout à l'heure ce qu'il en était résulté dans 3 cas. Enfin, les pleurésies chroniques ne s'accompagnant en général que d'une pression médiocre, la décompression devra être modérée, et il ne sera pas prudent de dépasser 1000 grammes ; c'est dans ces cas surtout qu'un manomètre serait utile.

(1) Loc. cit.

Mais, en présence de cette complication, doit-on rester inactif? On serait tenté de le croire, au silence des auteurs; cependant il n'est pas douteux qu'il y ait des indications à remplir; elles s'inspireront des circonstances actuelles locales ou générales; c'est ainsi que, selon les cas, on pourra avoir recours à la saignée générale, aux larges applications répétées de ventouses sèches, aux vomitifs, aux cordiaux, à la teinture de digitale, à l'ergotine, etc.

Obs. I. — Pleurésie simple aiguë (côté gauche). Thoracentèse d'urgence : 2 litres. Expectoration albumineuse, élévation considérable de la température. Guérison. (Observation recueillie avec le concours de mon collègue et ami Poulin, dans le service de M. le professeur Laboulbène).

L..., 45 ans, entre le 18 juillet 1879, salle Saint-Michel, à la Charité. Les débuts mal caractérisés remontent à huit ou dix jours. Pas d'affection antérieure ; ni alcoolique, ni rhumatisant.

22 juillet. A gauche, en avant, sonorité skodique sous la clavicule, matité à partir de la troisième côte, respiration bruyante ; en arrière, matité dans toute la hauteur, vibrations affaiblies, mais perçues dans les deux tiers inférieurs; souffle doux, égophonie, pectoriloquie aphone du sommet à la base; mêmes signes physiques dans l'aisselle. R. 24, calme. Espace semi-lunaire : 6 cent. de hauteur (10 à 12 cent. à l'état normal). Cœur : choc de la pointe non perçu, battements épigastriques très nets; maximum des bruits, en arrière du sternum. Foie : non abaissé. T. 38 à 39°. Urine : 1[2 litre. Pilules de scille et digitale.

Le 23. T. m. 38°,2; la thoracentèse paraît urgente (déplacement du cœur, abondance apparente de l'épanchement); la ponction est faite dans le neuvième espace, en arrière de la ligne postérieure de l'aisselle, avec l'aspirateur Potain ; 2 litres de sérosité sont évacués en un quart d'heure environ; vers la fin, le liquide devient rosé. Peu après l'opération, quintes de toux, expectoration d'un liquide spumeux et filant qui remplit un crachoir; vers 4 heures du soir, les accidents se calmèrent. P. 96, R. 32, T. 41,5 (dans l'aisselle droite). Sonorité et respiration dans toute la hauteur avec nombreux râles fins. Hauteur de l'espace semi-lunaire : 10 cent. ; les battements épigastriques ont disparu ; le maximum des bruits est sur le bord gauche du sternum ; au niveau de la pointe, frottements pleuraux isochrones aux battements cardiaques. 40 ventouses sèches. T. a. d. 39,2 à six heures du soir.

Le 24. Sonorité, vibrations, respiration dans toute la hauteur à gauche ; la toux et l'expectoration ont complétement cessé. T. m. 38,2; T. s. 38,8.

Le 26. Le liquide est en partie reproduit ; matité dans le tiers inférieur ; sonorité skodique sous la clavicule. La quantité des urines ne s'est pas modifiée (1/2 litre. T. m. 37,4; t. s. 37,6. Potion teinture de scille et digitale.

Le 28. L'épanchement n'augmente pas. Vésicatoires; on continue les diurétiques. T. m. 37,5; T. s. 38,2.

Le 31. L'épanchement diminue ; le soir T. 38,2.

16 août. Matité persistante dans le tiers inférieur, mais la respiration s'entend jusqu'à la base. Le malade quitte l'hôpital dans d'excellentes conditions.

Ainsi, au quinzième jour environ d'une pleurésie aiguë, la ponction reconnue urgente a vidé complètement la plèvre des deux litres de liquide qu'elle renfermait. Les accidents de congestion et d'œdème pulmonaires furent modérés, mais ils s'accompagnèrent d'une élévation considérable de la température, fait peu signalé. Le dix-neuvième jour de la maladie, la fièvre était tombée; la guérison complète le vingt-cinquième. Le tracé du pouls pris avant et après la ponction a permis de constater, après la thoracentèse, la réapparition du dicrotisme normal, à la place d'une série d'ondulations qui constituaient la ligne de descente avant la ponction.

Obs. II. — **Pleurésie latente (côté gauche) ; épanchement abondant ; déplacement du cœur ; pouls inégal et irrégulier. Ponction d'urgence : 3 litres de sérosité ; expectoration albumineuse : 2 litres en vingt-quatre heures. Guérison. (Observation recueillie avec le concours de mon collègue Poulin, dans le service de M. le professeur Laboulbène, suppléé par M. Hallopeau).**

Macon (Etienne), 59 ans, entre le 18 octobre 1879 dans la salle Sainte-Marthe, n° 14, hôpital de la Charité.

Fièvres intermittentes autrefois en Afrique ; s'enrhume facilement. Il y a quatre mois, il fut pris de vertige et tomba sans perdre complètement connaissance ; quelques palpitations ; ne paraît pas alcoolique ; pas d'athérome périphérique.

Le début des accidents paraît remonter à un mois environ ; oppression qui augmente peu à peu ; depuis trois semaines se couche exclusivement sur le côté gauche. La veille de son entrée à l'hôpital, il se livrait encore à ses occupations habituelles.

1er octobre soir. T. a. 38°. Oppression médiocre ; R. 32 ; décubitus dorso-latéral gauche : pas de cyanose. Pas de déformation thoracique manifeste ; à gauche, matité absolue dans toute l'étendue, même sous la clavicule ; souffle bronchique, égophonie, pectoriloquie aphone dans toute la hauteur. Pouls petit, inégl irrégulier ; les bruits du cœur ont les mêmes caractères ; pas de choc de la pointe, battements épigastriques peu marqués ; maximum des bruits, sur le bord droit du sternum.

A six heures du soir mon collègue Poulin, ayant jugé la thoracentèse urgente, me pria de l'assister dans l'opération. Un trocart moyen de l'aspirateur Potain fut plongé dans le septième espace, sur la ligne médiane de l'aisselle ; en vingt minutes, et par deux intermittences, nous retirons 2 litres trois quarts d'une sérosité un peu trouble et légèrement rosée dès le début de l'évacuation ; le trocart fut retiré quand, après quelques secousses de toux, le malade éprouva un vague sentiment d'angoisse. Le malade se trouvait soulagé, ne toussait pas ; le pouls conservait à peu près les mêmes caractères. La sonorité et la respiration avaient reparu dans le tiers supérieur ; il n'y avait plus de souffle.

A peine cinq minutes après la ponction, toux quinteuse incessante, et, en quelques minutes, le malade remplit un crachoir de liquide spumeux incolore et filant. A neuf heures du soir le même état persiste, le malade se tient à demi-assis : « Cette eau me remonte par gorgée et menace de m'étouffer », dit-il; il a déjà rendu près d'un litre de ce liquide. Léger râle trachéal ; à gauche, respiration dans toute la hauteur; râles humides peu distincts, ainsi qu'à droite. T. a. d. 38°; le pouls moins petit et moins irrégulier. La densité du liquide expectoré est 1014, celle du liquide de la ponction 1017 ; celui-ci est rosé et commence déjà à se prendre en caillot fibrineux, l'autre est incolore et filant. A onze heures et demie du soir, la toux et l'expectoration continuent avec un peu moins d'intensité; les râles sont plus distincts à gauche ; on les entend moins à droite ; les battements du cœur ont gagné en régularité. T. a. g. 38°; le malade est couvert de sueur, très fatigué, légèrement cyanosé. Potion de Todd avec teinture de cannelle et sirop de menthe.

Le 2, matin. La toux et l'expectoration continuent avec beaucoup moins d'intensité; mêmes signes physiques; le pouls a manifestement gagné en régularité; en comparant les tracés du pouls pris avant et après la ponction, on peut constater que les pulsations sont plus régulières et que le dicrotisme normal remplace une série d'ondulations. Le malade est légèrement cyanosé, épuisé, somnolent. Application de 30 ventouses sèches, saignée générale de 300 gr., potion de Todd et teinture de digitale.

A onze heures du matin, même état. Ipéca, sinapismes aux extrémités, large vésicatoire à gauche.

5 heures du soir. Toujours cyanose légère, somnolence, rêvasseries. La toux et l'expectoration ont à peu près complétement cessé ; environ 2 litres de liquide incolore, filant, visqueux, précipitant par l'acide nitrique moins abondamment que le liquide de la ponction. T. a. g. 37,2.

Le 3. L'état général est meilleur, les accidents ont cessé.

Le 7. L'épanchement s'est en partie reproduit; souffle doux dans la moitié inférieure; pas d'oppression, pas de fièvre. Le cœur a presque repris sa situation normale; pas de souffle, mais battements toujours irréguliers; le pouls a les mêmes caractères qu'avant la ponction, mais ils sont moins accentués. Régime lacté, extrait de q. q. et teinture de digitale.

A partir du 15 octobre, l'épanchement diminue lentement; la

toux, l'oppression, l'expectoration sont nulles; les irrégularités cardiaques persistent, mais améliorées; l'état général est très satisfaisant; la température est normale.

Aujourd'hui 4 novembre, l'épanchement est réduit à fort peu de chose; souffle léger à la base du poumon. Mêmes irrégularités du cœur cependant, mais état général bon.

§ IV. — *Mort subite ou rapide après la thoracentèse. Syncope. Thromboses et embolies.* — La mort, après la thoracentèse, peut survenir dans plusieurs circonstances. Je n'insisterai pas sur la reproduction rapide et excessive de l'épanchement, déterminant la mort par asphyxie; Mallé (Bulletins de l'Académie de médecine), M. Lacaze du Thiers (1) et M. Widal (2) en ont rapporté chacun un exemple. Je ne ferai aussi que rappeler la possibilité de la mort par congestion et œdème du poumon, apoplexie pulmonaire, rupture d'un anévrysme de la paroi d'une caverne, etc.

La syncope, qui survient indépendamment d'une thrombose ou d'une embolie, peut se produire avant la thoracentèse : l'âge peu avancé des malades et les vastes épanchements chroniques, comptaient parmi les causes prédisposantes les plus manifestes; les pleurésies simples paraissaient avoir le triste privilége de prédisposer à la mort subite (3). Cependant lorsqu'on analyse les observations suffisamment complètes, on trouve que les syncopes primitives sont rares. Dans le travail de

(1) Thèse inaugurale, Paris, 1851.

(2) Etude clinique sur le traitement des épanchements par la ponction aspiratrice, Union méd., 1876.

(3) Négrié. — Mort subite dans la pleurésie, th. de Paris, 1864.

M. Négrié, la plupart des malades ont dépassé quarante ans, presque tous les cas de mort subite se rapportent à des pleurésies compliquées, et trois fois au plus (obs. I, II et III de sa thèse), la mort semble due à une syncope indépendante de concrétions fibreuses non agoniques ; l'obs. II (Verliac) signale en outre une péricardite, l'obs. III (Bernutz) une tuberculose à tous les degrés. Dans l'observation de M. Homolle (thèse de Foucart), le cœur était en dégénérescence graisseuse avancée. Récemment, dans un cas, nous avons constaté, mon collègue Arnozan et moi, l'absence de caillots fibrineux anciens; mais le cœur fortement dévié à droite, était petit, surchargé de graisse, et d'une musculature pâle. Dans aucun de ces faits, on ne peut dire qu'il s'agissait de pleurésie simple.

Les explications qui ont été données de la syncope survenant pendant la thoracentèse ou quelques instants après, peuvent se réduire à trois : *a*, excitation réflexe des pneumogastriques et syncope favorisée par l'état du cœur, la dépression physique et morale du malade; *b*, anémie bulbaire par afflux du sang dans le poumon, le cœur ayant perdu de son énergie fonctionnelle; *c*, arrêt du cœur par décompression brusque, apportant surtout un obstacle à la contraction auriculaire. Il est en effet des observations qui semblent correspondre à ces diverses hypothèses. 1° syncope mortelle au moment de l'incision préalable de la peau (Raynaud) (1); 2° pleurésie droite, état général mauvais, intermittences cardiaques, évacuation de 300 grammes de pus fétide; mort immédiate dans un léger effort que fait la malade pour

(1) Soc. méd. des hôp., 12 nov. 1875.

se déplacer (E. Besnier) (1) ; 3° pleurésie gauche chronique, évacuation de 200 grammes de sérosité, trois quarts d'heure plus tard, le malade était assis et causait : « Ah je suis faible » dit il, et il s'affaissa ; ni thrombose, ni embolie, ni congestion pulmonaire (Legroux) (2) ; 4° vaste épanchement chronique à droite, évacuation de 3 litres d'un liquide crémeux avec granulations graisseuses ; mort subite le lendemain dans un effort : ni thrombose, ni embolie (Vallin) (3) ; 5° pleurésie gauche récente, plusieurs lipothymies pendant l'opération, un litre et demi ; immédiatement après, mort subite (Forget) (4). Je laisse de côté les cas où la mort subite est survenue six, seize, dix-huit jours après la ponction. Dans quatre des faits au moins que je viens de rapporter, on voit qu'il s'agissait de pleurésies compliquées ou anciennes. Si la thoracentèse peut être incriminée dans quelques circonstances, ce n'est guère qu'à titre de simple cause occasionnelle.

Les thromboses et les embolies tiennent une place importante, comme cause de mort inopinée au cours de la pleurésie, avant ou après la thoracentèse. Ces concrétions fibrineuses se forment soit dans les cavités cardiaques, surtout les droites, soit dans les artères (Feltz) ou les veines (Forster, Johnson) pulmonaires. Je n'etudierai pas le mécanisme de ces formations, et je me bornerai à faire remarquer qu'il n'est point nécessaire, tant s'en faut, que la pleurésie soit ancienne : sur 10 cas, 7 fois l'épanchement datait de moins d'un mois, 3 fois

(1) Soc. méd. des hôp., 25 juin 1875.
(2) Soc. med. des hôp., 23 juillet 1875.
(3) Thèse de Foucart, 1875.
(4) Thèse de Goguel, Paris, 1856.

il avait moins de deux mois ; enfin, dans 7 de ces observations, la pleurésie siégeait à droite.

Les faits, avec autopsie, de mort inopinée par thrombose ou embolie, pendant ou peu de temps après la thoracentèse sont assez rares : 1° depuis un mois, pleuropneumonie droite; irrégularités cardiaques qui font diagnostiquer la formation des caillots; mort subite une demi-heure après la thoracentèse; caillot fibrineux très-adhérent dans les cavités droites, pas d'embolie pulmonaire (Vergely) (1) ; 2° douze heures après l'évacuation de 3680 grammes d'un vaste épanchement très-ancien du côté droit, apparaissent les premiers accidents; mort douze jours après la ponction, infarctus des reins, de la rate, embolie à la bifurcation de l'aorte, caillots ramifiés anciens et non adhérents dans le ventricule gauche, l'oreillette, et se prolongeant dans les veines pulmonaires droites; l'auteur attribue ces embolies aux thromboses formées dans les veines pulmonaires (Forster) (2) ; 3° pleurésie à deux loges, dont l'une purulente; deux ponctions à vingt-quatre heures d'intervalle; mort quelques jours plus tard, par thrombose cardiaque (Jaccoud) (3); 4° épanchement gauche ancien, 2 ponctions et empyème; mort dans un état asphyxique qui avait débuté trois jours auparavant, caillot fibreux très-adhérent dans le ventricule droit et se prolongeant dans l'artère pulmonaire (Liouville) (4). Tantôt, dans ces cas, la mort survient par syncope, tantôt par asphyxie rapide ou lente, tantôt enfin il semble qu'une asphyxie progressive prépare une syncope finale.

(1) Gaz. hebd., n° 24, 1877.
(2) In Clinical lectures and essays, London, 1874.
(3) Discussion sur la pleurésie multiloculaire, Acad. de méd., 1879
(4) Th. de Peyrot, obs. V.

En résumé, dans le premier groupe de faits relatifs à la syncope, dite primitive, la thoracentèse a pu jouer le rôle de cause occasionnelle, mais alors elle n'a guère fait, assez souvent, que précipiter un dénouement fatal. Toutefois, de ce qui précède résulte cet enseignement : que dans les pleurésies récentes compliquées, dans les pleurésies chroniques à vastes épanchements, et particulièrement si le cœur est en cause, si surtout des défaillances, des lipothymies légères ont assombri le pronostic, si enfin existe un état de dépression physique ou morale, il ne faut intervenir que s'il y a urgence, et ne pas oublier à quels accidents on s'expose. On s'entourera des précautions les plus minutieuses : décubitus dorsal pendant et après l'opération, évacuation lente et strictement suffisante pour parer au danger le plus imminent ; à la première alerte, suspendre l'opération, administrer des cordiaux ; M. Vibert (1) conseille une injection de morphine afin de diminuer les chances de syncope par anémie cérébrale ; enfin, il ne sera pas superflu, dans ces cas, d'avoir sous la main un appareil électrique, un thermo-cautère, bien que jusqu'ici ces moyens aient, en pareille circonstance, donné peu de résultats.

La thoracentèse, lorsque la mort survient par embolie ou thrombose, n'a qu'une part insignifiante de responsabilité. Sans doute, faite plus tôt, elle aurait pu, en rétablissant la circulation, s'opposer à la formation de thromboses, mais ces formations se rencontrent aussi dans les pleurésies récentes ; et, d'autre part, le courant sanguin, retrouvant sa force, ne va-t-il pas emporter

(1) Journal de thérap., 1878.

quelque embolie et précipiter les accidents? Le fait s'est réalisé dans l'observation de Forster. Le diagnostic de la formation de caillots dans le cœur, suffirait, nous semble-t-il, à contre-indiquer la thoracentèse, car l'opération serait pour le moins inutile. Ce diagnostic paraît possible par les modifications du pouls et des battements du cœur : fréquence, irrégularité, intermittences du pouls, battements tumultueux et irréguliers ; oppression vive. Dans un cas, M. Vergely (1) fit ce diagnostic ; la mort survint une demi-heure après la ponction.

Je me bornerai à rappeler ici les accidents épileptiformes et les phénomènes hémiplégiques, observés après l'empyème et le plus souvent sous l'influence d'injections poussées dans la plèvre ; ces circonstances font qu'ils ne rentrent pas directement dans mon sujet.

§ V. *La thoracentèse peut-elle provoquer la transformation purulente d'un épanchement séreux?* — L'accusation de transformation purulente d'un épanchement séreux, est une des plus graves et des premières qui aient été portées contre la thoracentèse. La question posée, et avant d'aller plus loin, il serait nécessaire de se demander si l'on se rend bien compte de toutes les circonstances qui peuvent déterminer la transformation purulente d'un épanchement séreux ; il serait indispensable de connaître à fond la physiologie pathologique des séreuses et de la plèvre en particulier ; savoir exactement l'influence que certains états pathologiques de la

(1) Loc. cit.

plèvre ou du poumon peuvent avoir sur l'évolution d'un épanchement ; être à même d'apprécier les conséquences de telle ou telle affection générale, de tel ou tel état constitutionnel ou diathésique ; pouvoir se rendre compte enfin de l'action du milieu, des constitutions médicales régnantes, de certaines épidémies : affections puerpérales, érysipèles, etc. (Chauffard), sans négliger non plus certaines conditions générales passagères, telles qu'en créent les guerres : c'est ainsi qu'après la triste campagne de 1870-1871, M. Widal (1) observa coup sur coup la transformation purulente de cinq épanchements séreux, et ce furent les seuls, sur 98 ponctions faites dans l'espace de plusieurs années.

On admettra sans peine que l'on est loin de répondre à toutes ces questions, et l'on peut dire sans hésiter que la plupart des conditions de la transformation purulente des épanchements séreux nous échappent. Or, qu'une pleurésie séreuse passe à la purulence : des deux facteurs en présence, l'un constant, la thoracentèse (j'entends la thoracentèse bien faite, et j'y reviendrai), l'autre essentiellement variable et complexe, le pleurétique et son milieu, sera-t-il logique d'accuser la thoracentèse parce que le malade nous aura paru « sain, de bonne constitution ? » Que d'individus, atteints d'albuminurie ou de glycosurie, sont en apparence d'une santé parfaite ? Et je ne cite ici que des exemples dans lesquels l'erreur peut encore être facilement évitée.

Mais j'en viens aux faits, et je dois le dire : aucune des observations présentées, à ce point de vue, contre la thoracentèse ne m'a convaincu ; si l'espace me permettait

(1) Loc. cit.

de les analyser ici, je montrerais que, dans presque tous les cas, il y avait, indépendamment de la thoracentèse, des conditions suffisantes pour provoquer la transformation purulente.

Qu'un trocart malpropre, souillé de produits irritants ou septiques, occasionne un travail de suppuration de la plèvre ; que l'introduction de l'air, en certaine quantité, puisse avoir une influence fâcheuse, le fait n'est pas contestable, mais alors l'accusation retombe sur l'opérateur et non sur la méthode.

Le simple traumatisme de la plèvre, par le trocart, peut-il être la cause soit directe, soit simplement occasionnelle, de la transformation purulente ? Trois faits rapportés dans la thèse de M. Brin (1), montrent bien que dans les circonstances qui favorisent le plus la transformation purulente, le traumatisme de la plèvre par le trocart est impuissant à provoquer cette évolution. On n'est pas plus en droit d'accuser le nombre et la fréquence des ponctions : 7, 12, 14 ponctions successives n'ont pas modifié la nature d'épanchements séreux (Bucquoy, Bouilly).

L'accusation qu'il me reste à examiner a été ainsi formulée dans son livre par M. le professeur Peter (2). « Le passage à la purulence est l'un des plus redoutables dangers de la thoracentèse pratiquée lorsqu'il y a de la fièvre ou que la pleurésie est encore dans une période d'activité. » Et il explique cette transformation de l'acte morbide « par une exagération de l'hyperémie actuelle de la plèvre qu'ont exaltée le traumatisme de la piqûre,

(1) La thoracentèse provoque-t-elle la suppuration ? Paris, 1878.
(2) Clin. méd., I, p. 574 et suiv.

la succion opérée par l'aspirateur, et le vide produit par l'évacuation. »

M. Dieulafoy, dans un travail déjà cité, ne pense pas que l'hyperémie mécanique, qui suit la ponction, s'ajoute au travail phlegmasique préexistant, recrudescence qui s'accompagnerait du passage d'éléments figurés du sang dans le liquide de la plèvre et en préparerait l'évolution vers la purulence; il n'a jamais remarqué, après 2 ou 3 ponctions partielles et successives, que le liquide pleural contînt plus de globules ou plus de fibrine; preuve nouvelle, ajoute-t-il, que la distance est grande entre les hyperémies et les phlegmasies. L'hyperémie mécanique est manifeste quand le liquide devient rosé vers la fin de la ponction ; cependant si 'épanchement est purement séreux, cet accident d'une décompression poussée trop loin est sans conséquence (Potain, Raynaud, Féréol, Widal, etc.). Enfin, parce que M. Cornil (1) serait arrivé à conclure que la suppuration de la plèvre n'est autre, au point de vue anatomo-pathologique, que l'exagération d'un état qui existe dans toute pleurésie séreuse, parce que Frænzel aurait émis l'hypothèse que la décompression favorise la diapédèse des globules blancs, faut-il se résoudre à croire qu'il n'y a dans la transformation purulente d'un épanchement séreux, après la thoracentèse, autre chose qu'une exagération pure et simple d'un travail phlegmasique ? Cette marche imprimée à la pleurésie serait-elle donc subordonnée à un peu plus ou un peu moins d'intensité du mouvement fluxionnaire ? Ne dépend-elle pas plutôt, en totalité même, d'une cause indépendante du travail

(1) Soc. méd. des hôp., juillet 1872.

phlegmasique, cause dont nos connaissances actuelles sont loin de nous permettre de toujours apprécier l'importance. Ne voit-on pas des pleurésies séreuses très-aiguës, d'une acuité telle que l'épanchement en est légèrement hémorrhagique, et qui cependant ne marchent pas vers la suppuration? Ne voit-on pas aussi des pleurésies aiguës primitivement séreuses, dont la température tombe alors que l'épanchement est encore séreux, et qui passent sournoisement à la purulence, alors que tout mouvement fébrile a disparu ? (Obs. III).

Cependant, en voulant exonérer la thoracentèse *bien faite* de la plupart des méfaits dont elle a été accusée, je je n'ai nullement, comme on le verra plus loin, la prétention de vouloir l'appliquer sans discernement à tout épanchement pleurétique quel qu'il soit, et sans tenir compte des circonstances au milieu desquelles la pleurésie s'est développée.

Obs. III. — Pleurésie séreuse de cause indéterminée, côté gauche. 4 ponctions ; à la 3e, le liquide est louche ; à la 4e, purulent. Empyème. Remarques sur la marche de la température. (Observation recueillie dans le service de M. Bourdon, avec le concours de mon collègue et ami Lalesque, interne du service.)

D..., frotteur d'appartements, 27 ans, entre le 21 septembre 1879, salle Saint-Louis, n° 2, hôpital de la Charité.

Pas d'antécédents héréditaires ou personnels qui méritent d'être rappelés ; n'a jamais éprouvé que des migraines. Il y a deux mois, point de côté léger à gauche, toux très modérée, diminution des forces, quelques sueurs nocturnes ; vers le 17 courant surviennent quelques frissons, de l'oppression. L'appétit est perdu.

Le 23. Décubitus dorso-latéral gauche ; pas de dilatation apparente du côté gauche ; circonférence totale : 89 cent. dont 44 à gauche ; l'appendice xiphoïde est dévié de 1,5 cent. vers la gauche. A gauche, bruit skodique sous la moitié interne de la clavicule, matité absolue dans le reste de l'étendue de ce côté; vibrations thoraciques perçues dans le quart supérieur ; souffle bronchique pur dans toute la hauteur, intense au sommet, faible à la base ; égophonie et pectoriloquie aphone également dans toute l'étendue. Tousse peu; expectoration muco-purulente médiocre. Cœur : choc de la pointe non senti ; battements épigastriques; la matité du cœur descend jusqu'au bord inférieur de la sixième côte gauche; maximum des bruits (normaux) en arrière du sternum; pouls régulier. Foie : déborde de deux travers de doigts; hauteur de la matité, sur la ligne du mamelon, 12 cent. L'estomac sonne mal et il est impossible de délimiter l'espace semi-lunaire.

Le 26. La circonférence du thorax reste à 89 cent.; voussure de la région clavi-mammaire ; mêmes signes physiques à gauche. Cœur : la matité déborde le sternum, à droite, de 4 cent.; la main appliquée à ce niveau reçoit l'impulsion cardiaque ; bruits normaux, battements énergiques non en rapport avec le pouls qui est peu développé et dépressible, avec rares intermittences. Foie : déborde de trois travers de doigt, hauteur 12 cent. Depuis l'entrée du malade, la température a oscillé entre 38° et 38,8 ; la respiration entre 25 et 30 ; le pouls entre 80 et 95.

Ce matin, T. a. d. 37,5. P. 80. R. 30.

1re ponction : aspirateur Potain, sixième espace, ligne moyenne de l'aisselle ; en dix-sept minutes, 1700 gr. de sérosité citrine (qui n'a pas été ultérieurement examinée). Quelques secousses de toux vers la fin de l'opération. Une demi-heure après la ponction, T. a. d. 38,6. P. 94. R. 36.

Soir, T. 39°. Le malade eut de légers frissons dans l'après-midi. La circonférence du thorax est restée de 89 cent. Submatité en avant, respiration forte, frottements ou râles, matité dans le reste de l'étendue; respiration dans la fosse sus-épineuse, souffle dans la fosse sous-épineuse, silence à la base. Cœur : battements épigastriques moins intenses, bruits mieux entendus sur le bord gauche du sternum ; pas de modification du foie. Le malade se trouve mieux ; décubitus dorsal.

Le 27. T. m. 37,2. P. 90. R. 24. T. s. 38,4. P. 92. R. 28.

Le 28. T. m. 37,2. P. 80. R 24. T. s. 38,6. P. 94. R. 24.

Le 29. T. m. 37,3. T. s. 37,7. Mêmes signes physiques ; le foie ne déborde plus que de 2 à 3 cent. Lors de l'entrée du malade, deux vésicatoires avaient déjà été appliqués ; un troisième le fut le lendemain ; un quatrième aujourd'hui ; de plus, julep avec teinture de scille et de digitale.

1er octobre, T. m. 37,2. T s. 38°.

Le 2 et le 3, la température se tient entre 37° et 37,5.

Le 4. Le souffle a reparu dans toute l'étendue du côté gauche avec broncho-égophonie et pectoriloquie aphone ; bruit skodique, sous la moitié interne de la clavicule, respiration bruyante. Cependant le cœur et le foie ne sont pas aussi refoulés qu'avant la première ponction. T. m. 37°.

2° ponction : aspirateur Potain : 1,600 gr. de sérosité citrine en une demi-heure (non examinée ultérieurement). Rien de particulier ni pendant ni après l'opération. T. s. 37°.

Le 5. T. m. 37°. T. s., 37,3.

Le 6. T. m. 37°. T. s, 38,2.

Le 7. T. m. 37°. T. s. 37,5. Circonférence totale : 86 cent. dont 43 à gauche. Les vibrations et la respiration existent dans les deux tiers supérieurs ; souffle bronchique, égophonie et pectoriloquie aphone à la base. Cœur : non abaissé, sonorité dans le cinquième espace gauche ; le foie ne déborde pas.

Le 8 et le 9. T. m. 37°2. T. s. 38°.

Les 10, 11, 12. T, m. 37°. T. s. 37,4.

Le 13. Le liquide s'est reproduit. Souffle bronchique assez intense dans toute la hauteur, égophonie et pectoriloquie aphone. Tympanisme creux sous la clavicule, respiration rude. (La respiration a toujours été normale à droite, très pénétrante cependant; rien au sommet.) Le foie a baissé de deux à trois travers de doigt; pouls régulier, rares intermittences. T. m. 37°. T. s. 38°. De même, le 14 et le 15.

Le 16. T. m. 38°. Circonférence : 89 cent. dont 45 à gauche ; mêmes signes physiques à gauche; l'impulsion du cœur bien sentie sur le bord droit du sternum ; une intermittence toutes les 50 à 70 pulsations. Foie : bord gauche à deux travers de doigt de l'ombilic.

3e ponction : aspirateur Potain, sixième espace, aisselle : 1,500 g.

environ, en trente-trois minutes, d'une sérosité verdâtre fortement louche, d'un blanc grisâtre.

Soir, T. s. 37°,4. Circonférence : 86 cent. dont 43 à gauche. Vibrations et murmure respiratoire dans la moitié supérieure ; bouffle et pectoriloquie aphone à la base. Le maximum des bruits du cœur sur le bord gauche.

Les 17, 18, 19, 20, 21, la température oscille entre 36,5 et 37,1.

Le 22. Etat général bon ; le souffle reste limité au tiers inférieur, les intermittences cardiaques semblent avoir complètement disparu ; le maximum des bruits toujours en arrière du sternum

Le 22 et le 23. T. m. 37°. T. s. 37,2.

Le 24. Le souffle remonte jusqu'à l'union du tiers supérieur avec le tiers moyen de la fosse sous-épineuse; pectoriloquie aphone. Le cœur fait un faux-pas toutes les 20 à 30 pulsations. Depuis la deuxième ponction, qui fut plus douloureuse que les autres, le malade se plaint d'une douleur de côté s'irradiant en avant vers la région cardiaque. T. m, 37°. T. s. 38,2.

Le 25. T. 37,4, 38,4.

Le 26. T. 38°, 39,2.

Le 27. T. m. 38° ; le souffle atteint l'épine de l'omoplate ; pectoriloquie aphone dans la même étendue.

4e ponction : aspirateur Potain, septième espace, aisselle : 1,200 à 1,300 gr. d'un liquide purulent en trente minutes ; rien de particulier pendant ou après l'opération. T. s. 38,4.

Le 28. T. m. 38,1. T. s. 39,2.

Le 29. T. m. 37,4. T. s. 38,2 ; la limite supérieure du souffle baissé de deux travers de doigt ; intermittences cardiaques rares.

Le 30. T. 37,2-39,2.

Le 31. 39,5-40,2. Perte complète de l'appétit.

Le 1er novembre et le 2. La température se maintient à 39,5.

Le 3. T. m. 40,2. Empyème dans la région de l'aisselle, huitième espace ; un 1/4 de litre de pus.

Le 8. Des lavages sont faits trois fois chaque jour avec de l'eau alcoolisée au 10°, à l'aide de deux tubes en caoutchouc et une sonde de gomme (courant continu). La suppuration peu abondante. La température a baissé graduellement ; aujourd'hui 38° et 38,4. La respiration s'entend dans toute la hauteur en arrière ; l'appétit revient. Le résultat obtenu est très satisfaisant et fait espérer une prompte guérison.

15 décembre. Il ne reste plus qu'un orifice insignifiant; le malade est complétement rétabli.

Obs. IV. — Pleurésie double, considérée comme symptomatique de tuberculose. Mort. Epanchement purulent à gauche, séreux à droite. Cancer de l'estomac : homme de 30 ans.

Le 14 août 1879 entre à l'hôpital de la Charité, service de M. Bernutz, salle Saint-Ferdinand, n° 27, R..., âgé de 30 ans. Pas d'antécédents héréditaires ou personnels à noter. Il est pâle et amaigri; depuis trois mois, fièvre dans l'après-midi; appétit diminué; diarrhée par intervalle; sueurs nocturnes; depuis dix jours, oppression qui augmente; ni toux ni point de côté.

15 août. A gauche, matité tiers inférieur; vibrations diminuées, souffle voilé, pectoriloquie aphone; à droite, souffle expiratoire à la base, submatité. Appétit médiocre, pas de diarrhée. Vésicatoire à gauche. On ne constate rien d'anormal aux sommets.

Le 17. Les deux épanchements paraissent diminuer.

Le 21. La température s'est maintenue entre 37 et 38°. La matité remonte des deux côtés jusqu'à l'angle inférieur de l'omoplate; le souffle est remplacé par un murmure confus.

Le 30. Depuis le 21, la température, le matin, est à 37°; le soir, tantôt au-dessous de 38°, tantôt quelques dixièmes au-dessus. Etat stationnaire des épanchements; la respiration est normale aux sommets; toux insignifiante, pas d'expectoration. Appétit modéré; pas de diarrhée. Vu l'état généralement mauvais, on ne doute pas que ces pleurésies ne soient symptomatiques de tuberculose.

12 septembre. La température oscille très irrégulièrement autour de 37°; bouffissure de la face, œdème des extrémités; pas d'albuminurie. Etat stationnaire des épanchements.

Le 13. Le malalade est très anxieux; l'oppression assez vive, il se tient assis sur son lit; l'épanchement a bien augmenté du côté gauche, mais il paraît encore fort modéré. Cependant l'état général du malade s'aggrave; la mort survient dans la nuit du 14 au 15.

Autopsie. — Plèvres : à droite, environ 2|3 de litre de sérosité très légèrement louche ; ni adhérences, ni fausses membranes ; la plèvre a un aspect lavé très pâle ; la plèvre pariétale recouvre un réseau vasculaire plus marqué qu'à l'état normal. La plèvre gauche a exactement le même aspect, mais contient 2 litres d'un liquide séro-purulent ; ni adhérences, ni fausses membranes. Pas trace de tubercules, ni dans les poumons dont le parenchyme est normal, sinon à la partie externe du lobe supérieur gauche où se trouvent quelques néoformations blanc grisâtre qui ne ressemblent nullement à des tubercules.

Dans l'abdomen, 1 litre de sérosité louche ; dans l'intestin, matière noire et visqueuse qui ressemble à du melæna ; l'estomac ouvert, on trouve à la petite courbure une masse grisâtre bourgeonnante, du volume d'une moyenne orange et qui n'est autre qu'un cancer encéphaloïde ; rien dans le foie.

Rien ne permettait de diagnostiquer ici un cancer de l'estomac. J'ai rapporté cette observation pour montrer que la purulence d'un épanchement n'est point en rapport avec l'acuité inflammatoire de la plèvre et que cette évolution purulente peut se faire sans fièvre comme dans le fait de l'observation précédente.

CHAPITRE II.

Des indications de la thoracentèse dans la pleurésie séreuse.

Par l'étude préalable des effets ordinaires de la thoracentèse, les plus intéressants, au point de vue clinique ; par l'examen des accidents consécutifs à l'opération et l'analyse des circonstances au milieu desquelles ces accidents se rencontrent, on se trouve mieux à même d'apprécier le rôle de la paracentèse thoracique et les résultats qu'on peut en attendre.

Au point de vue des indications opératoires, une première division s'impose :

1° La thoracentèse est urgente, le péril est menaçant ; dans ce cas, l'opération repond avant tout à l'indication vitale ;

2° La thoracentèse peut être reconnue opportune, mais elle ne s'impose pas ; elle n'a plus pour but de prévenir un danger imminent ; elle agit alors comme moyen thérapeutique, dans le but d'abréger la durée de la pleurésie et d'en atténuer ou même d'en éviter les conséquences funestes.

I

THORACENTÈSE D'URGENCE.

Que la pleurésie soit récente ou ancienne, qu'il y ait ou non de la fièvre, que l'affection soit simple ou compliquée, dès que l'existence est menacée, l'opération immédiate devient aussi urgente que la trachéotomie au cas d'asphyxie par obstacle laryngé. On n'en est plus, en effet, à démontrer la réalité des morts subites dans les pleurésies, et plus d'un malade a payé de sa vie une temporisation malencontreuse. Dans les pleurésies compliquées de lésions pleuro-pulmonaires ou d'affections cardiaques, la nécessité d'opérer s'impose plus pressante, car l'hématose, déjà troublée ou réduite, supporte plus impatiemment la présence d'un épanchement dans la plèvre.

Si le danger devait toujours se mesurer à l'abondance de l'épanchement, il suffirait d'apprécier la quantité de liquide et d'en déduire l'indication d'opérer ; mais sans compter que cette évaluation est souvent fort difficile, il est diverses circonstances qui rendent la thoracentèse nécessaire alors que l'épanchement n'atteint pas encore des proportions exagérées. Aussi, vouloir rechercher l'indication de la thoracentèse de nécessité dans un signe univoque, serait s'exposer à des mécomptes dont les conséquences pourraient être fort graves.

Lorsque, par le fait d'un épanchement, l'existence est en péril, tantôt le danger reste latent, tantôt il se traduit par des menaces effectives ; ou bien alors, ce sont les phénomènes asphyxiques qui dominent : angoisse respiratoire, dyspnée, suffocations passagères, cyanose d'intensité variable, et quelquefois œdèmes mécaniques ; ou bien, ce sont des phénomènes précurseurs de la syncope : défaillances, accès de palpitations, lipothymies, irrégularités cardiaques, perturbations diverses du pouls.

Lorsque l'imminence des accidents ne s'annonce par aucun trouble fonctionnel, il est nécessaire d'interroger les divers symptômes de la pleurésie ; mais, à ce point de vue, ils n'ont pas tous, à beaucoup près, la même importance ; aussi, est-il nécessaire d'étudier leur valeur respective, tant au point de vue de l'abondance de l'épanchement qu'à celui du danger plus ou moins pressant qui menace l'existence.

a. — De quelques troubles fonctionnels. — Trousseau lui-même, après avoir placé la dyspnée au rang des signes qui indiquent l'urgence de la thoracentèse, a reconnu, un des premiers, que l'oppression est un signe des plus trompeurs. Ce sont surtout les pleurésies latentes, se développant sans bruit et tuant par syncope, qui fournissent ces exemples bien connus de vastes épanchements sans dyspnée. Souvent, toutefois, ce calme respiratoire n'est qu'apparent; la respiration ne semble calme que parce qu'elle est superficielle; au moindre effort, la dyspnée apparaît, la parole est entrecoupée. M. Pidoux, dans son étude sur les pleurésies latentes, a laissé un remarquable tableau de ces troubles fonctionnels à peine apparents, quoique précurseurs des dangers les plus graves : « Je signalerai surtout, dit-il, la tendance à une sueur intermittente et un peu visqueuse qui n'existe quelquefois qu'à la paume des mains, ou dont on voit la face comme vernissée; un teint mat et plombé, un regard étrange, ce qui tient à la dilatation des pupilles ; le pouls d'un diamètre et d'une élévation encore spécieuse, mais très faiblement dépressible ; une couleur, je ne dirai pas cyanosée, mais grisâtre et lilas de la peau, et surtout des ongles; les pieds, le nez, les oreilles, plus froids au toucher que chez un malade ; un peu de bouffissure de la face, le ventre quelque peu ballonné, des accès très passagers d'anxiété vague, accompagnés de légères aberrations de l'intelligence ; *mais principalement la diminution de la dyspnée*, malgré la persistance de l'épanchement, quelquefois même en dépit de son augmentation. » Si la dyspnée fait défaut, des étouffements momentanés, des accès de suffocation passagers, des suspensions respiratoires d'un instant, solliciteront toujours vivement l'attention.

Par contre, la dyspnée peut être vive, excessive même,

avec un épanchement modéré. Il est alors parfois difficile d'apprécier la cause de cette dyspnée, la part que l'on peut rapporter à l'épanchement et le soulagement que permet d'espérer la thoracentèse. La congestion pulmonaire, un état particulier du poumon qui, au début des pleurésies très aiguës, peut faire perdre momentanément à cet organe ses propriétés fonctionnelles (paralysie du poumon) (1), la pleurésie diaphragmatique, en général toutes les complications qui diminuent le champ respiratoire ou troublent la petite circulation, certaines productions organiques pleuro-pulmonaires (cancer), peuvent provoquer une oppression vive alors que l'épanchement n'entre que pour une part insignifiante dans cette gêne respiratoire.

Obs. V. — Pleurésie droite symptomatique de tuberculose; adhérences phréno-pulmonaires; épanchement enkysté à la base et refoulant le diaphragme ; dyspnée excessive. Mort.

Le 28 octobre 1878, entre à l'hôpital Temporaire, salle Sainte-Marthe, n° 13, un homme âgé de 54 ans, menuisier ; il est amaigri, pâle et sous le coup d'une dyspnée vive. Depuis quelques années, oppression au moindre effort; il tousse peu, n'a jamais craché de sang ; depuis un mois, point de côté à droite, oppression plus vive. Assis sur son lit, les veines du cou gonflées, il respire 50 fois par minute; pouls régulier, bruits du cœur, sourds; pas d'œdème, pas de chaleur fébrile à la peau. Signes de bronchite généralisée, mais légère ; à la base droite, matité, absence de vibrations, murmure confus. Le diagnostic est réservé ; cependant un épanchement symptomatique à la base droite est probable. Mais cette orthopnée paraissait hors de proportion aves les lésions pulmonaires ou cardiaques. A ce moment, je n'ai songé

(1) In Gaz. des hôp., n° 40, 1879.

ni à une dyspnée urémique, comme on en observe quelquefois chez les tuberculeux, ni surtout à une dyspnée de pleurésie diaphragmatique. Quoi qu'il en soit, une injection de morphine calma rapidement la dyspnée ; la respiration tomba à 35°, mais le malade ne se sentait guère soulagé; dans la nuit, l'angoisse respiratoire atteignit son summum, et le malade mourut.

Autopsie. — La circonférence de la base du poumon droit est adhérente à la gouttière costo-diaphragmatique; épanchement séro-fibrineux de 1 litre et demi environ, formant, d'une part, une lame liquide entre le poumon et la paroi ; de l'autre, occupant à la base du poumon un espace plus considérable formé aux dépens de cette base refoulée en haut et du diaphragme abaissé ; sur le cadavre, en effet, le foie, de volume normal, déborde les côtes de 7 cent. au niveau de la ligne du mamelon. Toutes les adhérences pleurales paraissent anciennes. A la coupe du poumon droit, granulations tuberculeuses groupées; quelques foyers caséeux ramollis; à gauche, lésions moins avancées.

La dyspnée se serait-elle calmée par l'évacuation du liquide? Il est difficile de l'affirmer, et cependant si l'on avait pu extraire le gros de l'épanchement et rendre au diaphragme un jeu plus facile, peut-être aurait-on momentanément conjuré les accidents; mais les indications d'agir immédiatement étaient insuffisantes.

b. — De certains signes physiques donnés par l'épanchement. — Les déformations générales du thorax sous l'influence de l'épanchement, se font selon trois modes différents : 1° par augmentation des diamètres vertébro-sternal et mammaires, sans modification du périmètre, changements appréciables par le cyrtomètre ; 2° par projection des côtes en dehors, d'où augmentation du périmètre, appréciable à l'aide d'un ruban métrique inextensible ; 3° par un mouvement de translation du thorax vers le côté malade, sorte de déformation « oblique ovalaire », que M. Peyrot a provoquée dans ses expériences sur le cadavre. J'ai plusieurs fois suivi, à l'aide de mensurations successives du périmètre total, les variations de l'ampliation thoracique (obs. III, IX, XII, XVII); ces données, jointes à celles du déplacement des organes, m'ont toujours paru d'une grande valeur dans l'appréciation de l'abondance d'un épanchement, alors que les signes d'auscultation ne se modifiaient pas (obs. IX). J'ai constaté trois fois la déviation du thorax signalée par M. Peyrot, deux fois sur le vivant (obs. III, XVII), et une fois sur le cadavre d'un homme mort subitement d'un vaste épanchement gauche; dans ce dernier cas, l'appendice xiphoïde se trouvait à 3 centimètres et demi à gauche de la ligne médiane. Cette déviation me semble, à épanchements égaux, devoir être moins marquée sur le vivant, en ce que les inspirateurs du côté sain, et sans doute d'autres causes encore, luttent contre cette projection du thorax du côté affecté. Quoi qu'il en soit, cette déformation, en somme facile à constater, fait partie des signes propres aux vastes épanchements.

Bien qu'on ait signalé dans quelques cas d'épanchements considérables une respiration saccadée, le mode respiratoire n'a qu'une médiocre importance au point de vue de la thoracentèse de nécessité. Mais toutes les fois qu'une intervention chirurgicale doit porter sur la plèvre, il faut toujours prendre auparavant une notion exacte de la respiration diaphragmatique et costo-inférieure; dans le cas d'adhérences phréno-costales sur une certaine hauteur, on constate à chaque inspiration une dépression très marquée des espaces intercostaux et une attraction des côtes en dedans, tandis que l'hypochondre de ce côté reste immobile ou même se déprime. M. Jaccoud a récemment insisté sur ces adhérences, et a montré les résultats désastreux qu'elles pouvaient occasionner par la pénétration de l'instrument dans l'abdomen.

La valeur diagnostique des bruits de percussion est une des mieux établies : la matité absolue avec perte d'élasticité sous le doigt est un des meilleurs signes des épanchements de la plèvre ; mais les kystes hydatiques, les pneumonies massives (Grancher), les dégénérescences organiques étendues des poumons, les tumeurs du foie, etc., peuvent aussi donner lieu à cette matité de pierre.

Au début, comme au décours des pleurésies, la matité, même absolue, peut occuper une étendue beaucoup plus considérable que l'épanchement ; mais l'apparition de la matité dans la région clavi-mammaire, matité qui se limite plus ou moins haut par une ligne oblique en bas et en dedans, est le signe d'une abondante collection liquide ; il est exceptionnel que toute sonorité disparaisse sous l'extrémité interne de la clavicule et au-dessus du pédicule pulmonaire le long de la colonne vertébrale : l'épanchement est alors excessif. Les sonorités sous-claviculaires, au cas de pleurésie, se présentent avec des caractères variés, dont l'interprétation est encore fort incomplète. Le bruit, dit skodique, plus intense et plus élevé que le son normal, peut se rencontrer dans des épanchements fort différents comme étendue ; mais il est une sonorité sous-claviculaire, à timbre cavitaire ou stomacal, généralement limitée sous la moitié interne de la clavicule, et qui est en rapport avec un état de densité plus considérable du poumon, soit condensé par un vaste épanchement, soit pénétré d'infiltrations pathologiques, ce qui, dans ce dernier cas, n'implique pas un épanchement aussi abondant. Ces bruits de tympanisme creux peuvent être provoqués, en l'absence de liquide dans la plèvre, par une pneumonie du sommet, comme je l'ai observé une fois, ou par des cavernes étendues et superficielles.

L'interprétation des vibrations thoraciques et les indications qu'elles peuvent fournir dans la pleurésie laissent encore beaucoup à désirer; cette question restera sans doute longtemps encore à l'étude. Ce sont les poitrines larges et un peu maigres qui vibrent le mieux. La transmission des vibrations vocales à la paroi thoracique exige les conditions suivantes : tension moyenne des parois thoraciques, propriétés conductrices suffisantes des milieux par l'intermédiaire desquels se transmet le frémitus vocal, consonnance des parois et des organes thoraciques avec les sons laryngés (N. Gueneau de Mussy); toutefois Savart a démontré que les membranes tendues, quelle que soit la hauteur du son qui les impressionne, vibrent à l'unisson. L'absence totale ou presque complète des vibrations est un signe d'une valeur égale à la matité absolue, et qui souffre les mêmes restrictions. Mais dans nombre de circonstances, les vibrations sont conservées ou même exagérées sur certains points; c'est alors que l'interprétation devient difficile : l'exagération des vibrations thoraciques à la partie supérieure de la poitrine dans une pleurésie récente, sans affection thoracique antérieure, indique un refoulement et une condensation du poumon en ce point (Levasseur (1), Laboulbène) (2). Quelquefois, avec une matité étendue à toute la hauteur du poumon, les vibrations, dans des pleurésies récentes, peuvent être perçues,

(1) Thèse inaugurale, Paris, 1845.
(2) France médicale, p. 721, 1878.

à peine affaiblies jusqu'à la base; s'agit-il alors d'un épanchement en lame ou d'une pleurésie aréolaire; cette explication est la plus probable, mais est-elle insuffisante? Dans l'obs. VI, la matité était très étendue, les vibrations perçues jusqu'à la base, la ponction paraissait urgente, elle l'était en effet; mais l'épanchement était moins considérable qu'on ne se l'était figuré : il devait y avoir de la congestion pulmonaire et peut-être des adhérences pleurales, car la malade toussait depuis plusieurs mois; dans l'obs. XVII, les vibrations étaient perçues jusqu'à la base, et cependant je conservais quelque doute sur la diminution de l'épanchement, car le foie était notablement abaissé; à l'autopsie, on trouva 2,500 gr. de liquide dans la plèvre, et il n'existait aucune adhérence. Dans les pleurésies anciennes, les vibrations peuvent être exagérées par le fait d'adhérences devenues fibreuses (Lépine) (1), de stalactites de parenchyme pulmonaire intimement unies auxcôtes (Legroux) (2). Il est plus difficile d'apprécier le rôle des brides fibreuses, cordages plus ou moins tendus entre le poumon et la paroi; les divergences d'opinion, qui se sont encore récemment produites sur ce sujet, prouvent que le problème est encore tout à résoudre.

Le souffle, dans la pleurésie, présente, au point de vue de l'abondance de l'épanchement, des difficultés d'interprétation non moins grandes que les vibrations thoraciques. Je ne m'arrêterai pas au souffle expiratoire entendu surtout au début et à la fin des pleurésies, non plus qu'au souffle doux, voilé, pleural propre aux épan-

(1) Gaz. méd., 1877.
(2) Soc. méd. des hôp., 1875.

chements modérés. Mais assez souvent, on rencontre un souffle bronchique intense et quelquefois éclatant, avec bronchophonie forte ou broncho-égophonie : pour les uns (Hirtz, Monneret, etc.), il se montrerait surtout dans les épanchements faibles ; pour d'autres (Netter, Landouzy, etc.), il serait propre aux vastes épanchements. Ces deux opinions, en apparence contradictoires, s'expliquent cependant, si l'on veut tenir compte, et de l'âge de la pleurésie, et de la distribution du souffle : dans la pleurésie aiguë, ce souffle bronchique se perçoit généralement dans toute la hauteur; Hirtz (1) le considère comme spécial aux épanchements moyens récents : le poumon, densifié par l'affaissement qu'il subit, plonge dans le liquide qui l'enveloppe en totalité, d'où matité très étendue, souffle bronchique dans toute la hauteur, et cependant épanchement modéré. Ces phénomènes, M. Potain les attribue à la congestion pulmonaire concomitante; le poumon augmenté de densité ne surnage pas; l'épanchement se fait en lame, le souffle perçu du sommet à la base est renforcé par l'état congestif. Quatre fois, j'ai noté ce souffle bronchique perçu dans toute la hauteur, au cas de pleurésie récente (obs. II, III, VIII, X), et trois fois cependant la ponction fut nécessaire, mais alors la matité occupait aussi la région clavi-mammaire, le cœur et le foie étaient déplacés; dans un cas on retira 3 litres (obs. III). En résumé, si le souffle bronchique, dans les pleurésies récentes, indique ordinairement, bien que perçu dans toute la hauteur, un épanchement modéré (Hirtz, Potain, etc.), il peut coïncider aussi avec un épanchement abondant, et alors on en jugera par la

(1) Arch. de méd., 1837.

matité de la région antérieure et le déplacement des organes. — Des adhérences anciennes, cloisonnant la plèvre, peuvent maintenir le poumon à une faible distance de la paroi ; dans ces cas, s'observerait un souffle bronchique intense avec bronchophonie forte (Jaccoud).

Landouzy (1) rapporte plusieurs observations de pleurésie avec souffle bronchique intense, coïncidant avec de vastes épanchements, et trouve ces faits en contradiction avec les données de Hirtz ; mais il faut remarquer que les cas ne sont pas comparables; les faits de Landouzy se rapportent à des pleurésies chroniques avec souffle perçu seulement dans une région limitée.

C'est dans des conditions très analogues à ces dernières, qu'on perçoit une respiration pseudo-cavitaire (caverneuse ou amphorique). Rilliet et Barthez (2), Béhier (3) en ont rapporté des exemples; les conditions nécessaires à la production de ces bruits paraissent résider dans le tassement ou l'infiltration du poumon en rapport avec la trachée ou de grosses divisions bronchiques, le poumon transmettant ces bruits aux régions de la paroi thoracique avec lesquelles il conserve des rapports. Landouzy a même constaté que ces bruits pouvaient être renforcés ou apparaître seulement après la thoracentèse, la décompression rendant perméable à l'air quelque gros tuyau bronchique en rapport avec le poumon. Toutefois, on ne trouve pas, dans ces bruits, le souffle caverneux ou amphorique vrai ; le tintement métallique et la succussion manquent (obs. IX, XVII). En résumé,

(1) Nouvelles données sur le diagnostic de la pleurésie, etc., in Arch. de méd., 1856.

(2) Arch. de méd., mars 1853.

(3) Idem, août 1854.

la respiration pseudo-cavitaire, généralement limitée à la partie supérieure de la poitrine, appartient surtout aux pleurésies chroniques avec épanchement notable (obs. IX), mais quelquefois à des pleurésies récentes avec induration pulmonaire (obs. XVII).

L'égophonie vraie, et non pas la broncho-égophonie, n'a pas été signalée dans les épanchements abondants. Quand l'égophonie se perçoit dans toute la hauteur, dit Laennec, on peut affirmer que l'épanchement est médiocre et uniformément répandu sur toute la surface du poumon (1).

Dans toutes les pleurésies que j'ai observées, j'ai constaté la coïncidence constante du souffle et de la pectoriloquie aphone, l'un ne se montrant jamais sans l'autre et réciproquement; mais la remarque est beaucoup plus générale encore ; dans toute affection thoracique, dès qu'on entend un souffle, on perçoit aussi la pectoriloquie aphone. La pectoriloquie offre même les caractères du souffle concomitant; lorsque celui-ci est doux, pur de toute résonnance, la pectoriloquie atteint son maximum de netteté, aucun bruit de renforcement ne trouble la pureté de l'articulation des mots; or ces conditions se rencontrent surtout dans la pleurésie séreuse. Mais qu'une pleurésie hémorrhagique (2) s'accompagne d'un « souffle voilé », que dans une pleurésie purulente (obs. III) se rencontre un souffle bronchique, on constatera une pectoriloquie aphone très distincte, en dépit de la présence d'éléments figurés. Le souffle et la voix aphone, ayant même origine et même nature, doi-

(1) Loc. cit., p. 560.
(2) Poulin, France méd., 14 juin 1879.

vent se propager dans les mêmes conditions. Ces résultats confirment ceux de M. Tripier (1). La pectoriloquie aphone n'apprend rien au point de vue des thoracentèses d'urgence.

c) *Des déplacements du cœur et du foie.* — Le danger des pleurésies gauches, par le déplacement et les troubles fonctionnels du cœur, est bien connu ; mais on n'a pas assez fait ressortir que les pleurésies droites, à ce point de vue, comportent le même danger ; dans 10 cas de mort par thrombose ou embolie, la pleurésie siégeait 7 fois à droite. Dans les pleurésies gauches, le déplacement du cœur déjà fort appréciable, au moins dans certains cas, lorsque l'épanchement atteint à peine 2 litres (obs. I), se fait par refoulement du médiastin, mais aussi par déviation de la pointe du cœur qui se déplace en battant de cloche ; l'abaissement du diaphragme favorise ce mouvement, et la pointe vient battre à l'épigastre et même sur le bord droit du sternum ; dans le cas de ce malade, dont j'ai parlé plus haut, mort subitement avec un vaste épanchement gauche, une longue aiguille enfoncée dans le cinquième espace, sur le bord droit du sternum, traversa le bord gauche du cœur sans pénétrer dans le ventricule. Le déplacement possible du sternum vers le côté affecté semble devoir exagérer l'apparence du refoulement du cœur du côté sain, mais c'est là une cause d'erreur assez peu importante et qu'il sera toujours facile d'éviter. Dans les pleurésies droites, le déplacement du cœur est rarement aussi appréciable ; cependant, chez le malade de l'observation IX,

(1) Lyon médical, n° 18, 1878.

la pointe battait dans le septième espace en arrière de la ligne antérieure de l'aisselle. Par le fait de circonstances diverses, d'adhérences surtout, le cœur peut ne pas être déplacé, remarque fort importante particulièrement au point de vue de l'empyème. Le cœur, dans les pleurésies cloisonnées et à fausses membranes épaisses, dans les pleurésies chroniques, ne revient que très lentement, et son retour ne se fait pas proportionnellement à la diminution du liquide (obs. IX). — Le choc de la pointe disparaît d'abord, puis on perçoit des battements épigastriques très manifestes, enfin l'impulsion cardiaque se fait sentir sur le bord droit du sternum ; le cœur est à droite. Par la percussion, on constate d'abord l'abaissement du cœur ; plus tard, par une percussion profonde, on détermine ses limites à droite, mais alors l'auscultation précise mieux encore. Je ne reviendrai pas sur les conséquences ultimes des déplacements du cœur ; cependant certains troubles fonctionnels ont une grande importance au point de vue des indications de la thoracentèse urgente ; lorsque le cœur fonctionne mal auparavant, ses troubles s'exagèrent à l'apparition de l'épanchement (obs. II) ; un souffle peut apparaître par le fait seul du déplacement, et disparaître quand le cœur est moins gêné (obs. IX). Le plus souvent, ce sont des perturbations dans la fréquence, l'intensité, le rhythme des battements cardiaques ; le pouls traduit presque toujours exactement ces troubles ; un pouls fréquent (120 à 140), petit ou dépressible alors qu'il conserve une fausse amplitude, irrégulier ou plutôt inégal, intermittent, rend toujours plus pressantes les indications de la thoracentèse. Le sphygmographe traduit la plupart de ces anomalies. Mais quand le cœur est manifestement déplacé, il n'est pas nécessaire d'attendre l'apparition des troubles fonctionnels ; le simple fait du déplacement, surtout lorsque le maximum des bruits s'entend sur le bord droit du sternum, est une indication suffisante qui prime toutes les autres.

L'abaissement du foie, dans les pleurésies droites sans adhérences préalables, est proportionnel à l'abondance de l'épanchement ; une percussion superficielle et surtout le palper permettent de déterminer la situation du bord antérieur du foie. Quand on croit avoir diagnostiqué un épanchement assez notable à droite, et que le foie n'est pas abaissé, il faut songer à des adhérences costo-diaphragmatiques, ou phréno-pulmonaires. D'autre part, l'abaissement de la limite inférieure du foie, même avec une matité remontant à une faible distance de la clavicule, peut tenir à une tumeur hépatique ; un signe indiqué par M. N. Guéneau de Mussy, et nettement constaté, pourrait permettre de reconnaître si le diaphragme est refoulé en haut ou abaissé : dans ce dernier cas, le sommet de la douzième côte droite se trouverait sur un point plus déclive qu'à gauche ; mais, dans plusieurs faits d'abaissement notable du foie par un épanchement considérable, je n'ai pu constater ce signe. Cependant, si l'on ne peut faire rigoureusement des variations dans l'abaissement du foie une échelle mobile de l'abondance de l'épanchement, comme le voulait Damoiseau, il n'en est pas moins vrai que ce déplacement est un signe de valeur dont il faudra tenir le plus grand compte, et qui dans certaines circonstances permettra peut-être de trancher des difficultés réelles, par exemple dans les épanchements enkystes à la base du poumon (obs. V.). Les épanchements gauches peuvent aussi abaisser le foie (obs. III, X, XIII); mais de plus, il est possible d'apprécier la hauteur de la matité hépatique; dans les observations III et XIII, elle atteignait 12 centimètres sur la ligne du mamelon, et dans l'observation XIII je pus suivre, alors que l'épanchement diminuait, et l'ascension du bord antéro-inférieur, et la diminution de la hauteur de matité, preuve que le foie se décongestionnait à mesure que la circulation devenait plus facile. Cet état congestif du foie, dans la pleurésie, avait déjà été signalé par Robert Mac-Donnel en 1844. L'abaissement du foie, dans les trois pleurésies gauches où je l'ai observé, coïncidait avec des épanchements qui ont réclamé la ponction d'urgence.

L'espace semi-lunaire, à sonorité tympanique, qui comprend cette partie de la paroi thoracique en rapport avec l'estomac et limitée par le cœur, la base du poumon gauche et le bord antérieur de la rate, subit, dans les épanchements du côté gauche, et surtout dans le sens de la hauteur, une réduction du tiers et quelquefois de la moitié (obs. I, X). Il est vrai que des adhérences épaisses du diaphragme, de la plèvre et du péricarde peuvent aussi modifier cette sonorité, comme d'ailleurs certaines affections abdominales; la matité due à des adhérences doublées de fausses membranes épaisses n'indique pas, à coup sûr, un abaissement du diaphragme, loin de là; aussi faudra-t-il y songer dans toute intervention chirurgicale sur la plèvre gauche (Jaccoud).

Après cet exposé un peu long, je me résume brièvement : la thoracentèse est urgente non seulement lorsque l'épanchement est considérable (et l'on en juge surtout par la matité thoracique et le déplacement des organes), mais elle s'impose encore quand, avec un épanchement moins abondant, existent certains troubles fonctionnels du cœur qui sont l'indice d'un danger menaçant pour l'existence.

Obs. VI. — Pleurésie droite, probablement symptomatique de tuberculose. Thoracentèse d'urgence ; guérison rapide. Remarques sur le pouls et la température après la ponction. Guérison.

D..., 46 ans, ménagère, entre le 2 mai 1879, salle Saint-Joseph, n° 16, service de M. Bernutz, hôpital de la Charité.

Bien réglée, pas d'affection antérieure ; bronchite depuis un an, expectoration muco-purulente modérée, amaigrissement, sueurs nocturnes, pas d'hémoptysies (excès de travail, alimentation insuffisante). Depuis six mois, point de côté à droite ; depuis trois semaines, oppression de plus en plus vive.

2 mai, soir. Respiration très pénible, haletante, tirage sans bruit laryngé, dyspnée excessive, pâleur, pas trace de stase ; la sueur ruisselle sur tout le corps ; pouls 150, petit, irrégulier ; T., 36,2. Par le palper, sensation de plénitude de tout le côté droit, qui paraît dilaté ; matité dans toute l'étendue, même sous la clavicule, vibrations vocales faibles, mais partout conservées ; murmure confus dans toute la hauteur ; ni souffle, ni égophonie, ni pectoriloquie aphone ; foie abaissé de deux travers de doigts ; bruits du cœur sourds. Quelques râles à gauche. Une ponction est faite avec l'aspirateur Potain dans le 8e espace, en arrière de la ligne postérieure de l'aisselle : 1 litre 1/4 de sérosité citrine en dix minutes ; aucune particularité ; la malade respire plus facilement ; souffle doux dans les deux tiers inférieurs ; respiration au-dessus ; pouls non relevé, aussi fréquent.

Le 3. Le liquide de la ponction n'a donné qu'un léger nuage fibrineux. T. m., 36,8. Oppression moins vive ; en avant, respiration rude et sonorité obscure ; en arrière, matité, souffle doux, égophonie et pectoriloquie aphone dans les deux tiers inférieurs ; le foie déborde encore de deux travers de doigt ; le pouls toujours irrégulier et petit ; sueurs abondantes. Vin diurétique de la

Charité, 60 gr., et teinture de digitale, 15 gouttes. Soir : T. 37,2; P. 120; R. 38.

Le 4. La respiration, rude, s'entend dans toute la hauteur en avant et dans l'aisselle; l'épanchement diminue rapidement; sueurs abondantes; urines rares chargées en urates, non albumineuses; langue sèche, anorexie. T. 38°-38°; P. 130-132 ; R. 42-45.

Le 5. Le souffle a disparu; rien aux sommets indiquant lésion tuberculeuse. Large vésicatoire en arrière. T. 38,2-39° ; P. 132-136; R., 46-49.

Le 6. Langue humide; le foie déborde à peine d'un travers de doigt. T. 38,8-39°; P. 130-120; R. 47-45.

Le 7. Oppression à peine appréciable ; respiration dans toute la hauteur.

Les sueurs abondantes persistent; état général satisfaisant. T. 38,2-38,4. P. 120-124. R. 34-42.

Le 8. T. 37°-38°. P. 118-126. R. 30-36.

Le 9. L'état général se maintient bon ; souffle lointain au-dessous de l'angle de l'omoplate, et seulement dans les respirations profondes. T. 37°-37,4. P. 120-116. R. 40-44.

Le 10. T. 37°-37°. P. 100-116. R. 30-35.

Le 11. T. 37,6-38,2. P. 116-110. R. 36-40.

Le 12. T. 37°-38°. P. 110-130. R. 38-40.

Le 13. Matin: T. 36,6. P. 96. R. 30.

Soir: T. 38°. P. 98. R. 36.

La respiration, encore faible à la base, s'entend dans toute la hauteur. A chaque respiration, les espaces intercostaux inférieurs se dépriment, les côtes correspondantes sont attirées en dedans; toutefois, la moitié droite du diaphragme fonctionne normalement; ce mode respiratoire a déjà été constaté dès le lendemain de la ponction.

Le 14. T. 37,2-37,8 P. 90-100. R. 36-34.

L'observation ne présente plus aucune particularité intéressante; le malade quitte l'hôpital à la fin du mois, conservant de la submatité à la base droite, le pouls régulier, 90; ni toux, ni expectoration, pas de fièvre, appétit, état général bon.

En résumé : troubles fonctionnels très marqués, état de semicollapsus difficile à expliquer, ascension parallèle et sans rémission matinale, pendant quatre jours après la thoracentèse, de la température, du pouls, de la respiration, tandis que le reste de l'épanchement se résorbe avec rapidité; pendant huit à dix jours, le pouls vite, fréquent, petit, irrégulier. Épanchement moins abondant peut-être qu'il ne semblait : les douleurs de côté depuis six mois, les vibrations conservées, le mode respiratoire, permettent de supposer des adhérences. Telles sont les particularités principales de cette observation.

Obs. VII. — Rhumatisme articulaire aigu ; complications cardio-pulmonaires ; double épanchement pleural. Ponction aspiratrice de la plèvre droite : urgence. Guérison.

M...., 18 ans, sommelier, entre le 1er mai 1878, salle Sainte-Marthe, n° 16 (service de M. Gouguenheim), hôpital Temporaire.

Troisième attaque de rhumatisme articulaire, complication cardiaque à la première en 1871. On constate un souffle systolique à la pointe. Le salicylate de soude est mal supporté. Apparaît un magnifique érythème marginé généralisé, qui disparaît au bout de trois jours. Cependant au 20 mai, le visage a pâli ; bouffissure légère, palpitations, oppression ; on constate un double épanchement pleural matité et souffle dans la 1/2 inférieure des deux côtés. Bruits du cœur sourds ; P. 86, régulier; R. 36. Infusion de digitale, 0 gr. 30.

Le 21. L'oppression est vive ; R. 36, irrégulière, saccadée, bruits du cœur moins sourds, tension vasculaire plus forte ; on réduit à 0 gr. 15 ; plusieurs épistaxis depuis quelques jours.

Le 22. Le pouls est vite, ample, mais très dépressible; intermittence toutes les cinq ou six pulsations, souffle systolique à la pointe. Oppression très vive, souffle bronchique dans les 2/3 inférieurs et dans toute la hauteur de l'aisselle à droite ; état stationnaire à gauche. Ponction aspiratrice dans le 6e espace droit (aisselle); le trocart, quoique peu enfoncé, est en contact avec le poumon; en quelques minutes, 1/2 litre de liquide citrin; l'écoulement s'arrête brusquement. Le liquide de la ponction se prend aussitôt en gelée.

Le 23. L'amélioration est médiocre; souffle bronchique encore dans la moitié inférieure; les intermittences persistent; battements du cœur énergiques, le souffle systolique s'entend à peine.

Le 24. L'oppression diminue; état stationnaire des épanchements; les battements du cœur moins énergiques, les intermittences ont disparu.

Le 26. La respiration s'entend jusqu'aux bases. Les douleurs articulaires ont cessé depuis quelques jours.

Le 28. L'épanchement s'est en partie reproduit à la base droite; il y eut aussi une nouvelle poussée articulaire, mais légère.

Le 29. La température qui a baissé depuis quelques jours se maintient autour de 38°.

3 juin. Tout épanchement a disparu; état général très satisfaisant; la pâleur et la bouffissure du visage n'existent plus.

Le malade quitte l'hôpital à la fin de juin, mais avec lésion des deux orifices gauches et peut-être du péricarde.

En résumé, l'épanchement était double, l'oppression vive, le pouls intermittent; l'intervention devait être subordonnée ici au degré d'influence que pouvait avoir le double épanchement pleural sur l'oppression et les troubles cardiaques ; mais comment faire la part et de l'état du cœur et de la congestion pulmonaire? La thoracentèse faite avec les précautions voulues ne devait pas nuire, elle pouvait beaucoup soulager.

Obs. VIII. — Pleurésie aiguë du côté gauche. 2 thoracentèses : urgence. Guérison encore incomplète à la sortie du malade. Remarques sur la température. Taches bleues ombrées.

Garçon de forte constitution, 27 ans, maçon, entre le 1er juin 1878, salle Sainte-Marthe n° 18 (service de M. Gouguenheim), hôpital Temporaire. Aucun antécédent pathologique personnel ou héréditaire à noter. Malade depuis dix jours, frissons erratiques point de côté à gauche, toux sèche, oppression modérée. Le soir de l'entrée, 38°,5.

Le 2. Légère prostration, teint du visage lilas; peau du tronc marbrée de taches bleues ombrées très nettes, que le malade n'avait pas remarquées ; en outre, petites papules rouges coniques sur le ventre et le thorax, mais à la base des poils ; d'ailleurs, le malade a toujours de l'acné. Nombreux pediculi pubis (voir note de M. Gestin à la Soc. méd. des hôp., 1878, sur « les taches bleues ardoisées et leurs relations avec les pediculi pubis »).

Pas de déformation thoracique appréciable, demi-circonférence égale des deux côtés; matité dans toute la hauteur, même sous la clavicule ; vibrations très affaiblies, souffle bronchique d'intensité modérée du sommet à la base; égophonie dans 1/2 inférieure, pectoriloquie aphone très nette à droite, respiration supplémentaire. Pouls régulier, maximum des bruits du cœur sur le bord droit du sternum, la matité cardiaque déborde à droite, de 3 cent. La ponction paraît urgente : (aspirateur Potain) sixième espace, aisselle. En quelque minutes, 1 litre de sérosité citrine. Quelques instants après le malade se trouvait très soulagé ; les signes physiques ne se sont cependant pas modifiés d'une façon appréciable. T. m. 37,8. T. s. 38,5.

Le 3. Même état local à gauche. R. 28, pas d'oppression au repos. T. m. 38,2. T. s. 38,4.

Le 6. Toujours matité et souffle dans toute la hauteur; le cœur reste déplacé ; la température oscille entre 38° et 39° ; oppression médiocre ; les taches ombrées persistent.

Le 7. État stationnaire ; 2° ponction, même espace un peu en arrière : 1 litre et demi de sérosité ; le malade, en buvant pendant la ponction, fut pris de quintes de toux qui cessèrent aussitôt après le retrait du trocart. Sonorité sous-claviculaire à timbre stomacal; respiration rude avec frottements et râles en avant et dans toute la hauteur en arrière, faible à la base (17° jour de la maladie). T. m. 37,8. T. s. 38,6.

Le 8. T. m. 38,4. T. s. 39°.

Le 13. Le souffle et l'égophonie ont reparu dans la 1/2 inférieure; le cœur a repris sa place. Depuis le 8, la température oscille entre 38° et 39°.

Le 14. T. m. 37,4. T. s. 37,9. Les jours suivants, elle oscille entre 37,2 et 38,2.

Le 17. Le souffle persiste à la base gauche. Les taches ombrées ont disparu. État général bon.

Le 20. Le souffle a disparu, mais la respiration est encore obscure; submatité 1/2 inférieure gauche. Le malade, sous prétexte qu'il s'ennuie, quitte l'hôpital.

En résumé, les deux ponctions faites le dixième et le dix-septième jour de la maladie n'ont pas eu d'influence immédiate sur la marche générale de la température ; la fièvre est tombée le vingt-cinquième jour, mais rien ne dit qu'elle n'aurait pas persisté plus longtemps si l'on n'était pas intervenu, et, sans parler des accidents que la thoracentèse a peut-être parés, elle a certainement contribué à diminuer la durée de la maladie.

Obs. IX. — Pleurésie latente du côté droit ; vaste épanchement datant peut-être de 7 à 8 mois. Ponctions successives ; amélioration.

B..., 36 ans, peintre en bâtiments, entre le 20 octobre 1879, salle Saint-Ferdinand, n° 14, hôpital de la Charité, (service de M. Bernutz).

Pas de maladies antérieures, pas de tuberculose dans la famille, au moins en apparence. Constitution chétive ; pâle. En novembre 1878, contracte un rhume, crache un peu de sang, conserve une toux peu fréquente, avec expectoration insignifiante ; pas de retentissement sur l'état général. En mars dernier, à la suite d'un refroidissement, frisson intense, point de côté à droite assez violent pour l'obliger à se coucher pendant une dizaine de jours sur le côté gauche ; à partir de ce moment, le malade, par l'oppression et la diminution des forces, ne peut plus reprendre son travail ; décubitus latéral droit, état stationnaire depuis mars ; le malade qui n'a suivi qu'une médication insignifiante, entre à l'hôpital.

Le 21. Oppression à peine appréciable au repos, se manifeste au moindre mouvement. Côté droit du thorax manifestement plus saillant. Circonférence : 91 cent. dont 47 à droite ; sternum non dévié du côté malade. A droite, en arrière, matité de pierre depuis l'épine de l'omoplate, submatité au-dessus et dans la moitié supérieure de la gouttière vertébrale, vibrations diminuées, d'autant plus faibles qu'on se rapproche de la base où elles sont presque nulles ; respiration à timbre amphorique dans la fosse sus-épineuse, souffle expiratoire dans le 1/3 moyen, maximum à la racine de la bronche; silence dans le 1|3 inférieur; retentissement sourd de la voix. Dans l'aisselle, matité dans toute la hauteur, souffle expiratoire seulement en haut. En avant, tympanisme creux, jusqu'à la deuxième côte, matité au-dessous, vibrations affaiblies, et d'autant plus que l'on descend (le frémitus vocal ne fait absolument défaut en aucun point); souffle à l'expiration sous la clavicule; murmure confus plus bas. Le foie descend jusqu'à l'ombilic; palpation du ord antérieur, douloureuse. Cœur: la pointe bat dans l'aisselle au niveau du septième espace; souffle systolique à la pointe, plutôt tricuspidien; pouls régulier, de peu d'amplitude, à ligne de descente ondulée (tracé sphygmographique). A gauche: craquements dans la fosse sus-épineuse. Fonctions digestives bonnes, pas de fièvre. Vin diurétique de la Charité, 60 gr. Chiendent nitré, 4 gr.

Le 22. *Première ponction:* trocart de Reybard, dans le septième espace, ligne de l'aisselle; résistance profonde, sensation de déchirure donloureuse; la canule est maintenue profondément; on introduit de nouveau la lance du trocart, et l'on enfonce brusquement de 1 cent.: écoulement médiocre, qui s'arrête bientôt; à l'aide d'un stylet, on sent une résistance à l'extrémité de la canule. Aucune particularité après l'opération. On a retiré 290 cent. c. d'un liquide citrin, D. 1022 à 19°; pas de coagulum fibrineux; dépôt blanc composé de globules blancs en dégénérescence graisseuse, et de quelques globules rouges déformés. Pas de modification dans les signes physiques, température normale.

Le 24. Au niveau de la racine de la bronche, le souffle a un timbre amphorique, comme sous la clavicule, mais la voix n'a pas ce caractère.

Le 25. *Deuxième ponction:* avec l'aspirateur Potain, huitième espace, à 11 cent. du rachis. Environ 1 litre en dix minutes; quelques quintes de toux assez vives, pas d'autres particularités. Le tracé du pouls a plus d'amplitude, le dicrotisme est net. On a retiré 905 cent. c. D. 1020; pas de coagulum fibrineux, dépôt assez abondant de flocons blanc jaunâtre de fibrine granuleuse et de globules blancs graisseux. Pas trace de fièvre. Le pouls jusqu'ici entre 90 et 110; ne dépasse plus, à partir d'aujourd'hui, 95 le soir; la respiration tombe de 26 à 22.

Le 26. Moins d'oppression. Circonférence: 89 cent. dont 49 à droite.

La fosse sus-épineuse est le siége d'une respiration bruyante avec bronchophonie forte ; souffle à timbre amphorique jusqu'à la partie moyenne de la fosse sus-épineuse, comme sous la clavicule, et à la partie supérieure de l'aisselle ; pectoriloquie aphone nette dans la même étendue ; silence au-dessous. Le cœur et le foie ne se sont pas déplacés d'une manière sensible. T. 37,2. P. 96. R, 24.

Le 29. Circonférence 88 cent. dont 45 à droite.

2 novembre. — 87 cent. — 45 — État stationnaire. Le souffle du cœur, systolique, a son maximum sur le bord gauche du sternum, au niveau du quatrième espace.

Le 4. *Troisième ponction* (aspirateur), même espace, mais un peu en avant de la dernière; au moment de la sortie de la lance du trocart il y eut un léger sifflement aspiratif. 1100 cent. c. ; toux quinteuse, on arrête l'évacuation ; les quintes persistent une minute ou deux.

Avant la ponction : T. A. G. 37,3. T. R. 37,9. P. 92. R. 23.
3/4 d'heure après : — 37,1. — 37,9. P. 96. R. 22.
3 heures. — — 37,2. — 37,9. P. 94. R. 24.

Le 5. Le liquide jaunâtre, limpide, D. 1018, a donné un dépôt formé de globules blancs graisseux.

Le 6. La température reste normale. Circonférence: 87 cent. dont 44 cent. à droite. Les vibrations vocales ont gagné en intensité dans la moitié supérieure de la poitrine; le souffle est plus étendu ; on le perçoit s'affaiblissant jusqu'à l'angle inférieur de l'omoplate; souffle bronchique intense dans la 1|2 supérieure de l'aisselle; en avant, tympanisme creux jusqu'à la troisième côte, souffle bronchique. Le foie est remonté de plus d'un travers de doigt ; la pointe du cœur bat dans le sixième espace, et le souffle a disparu.

Le 11. Circonférence : 86 cent. dont 43,5 à droite.

Quatrième ponction (aspirateur). Les espaces intercostaux sont très rétrécis, deux fois la côte est piquée; à la troisième ponction, le trocart repousse une fausse membrane que rompt une secousse brusque : 930 cent. c., même aspect, même dépôt le lendemain.

Avant la ponction : T. A. D. 36,6; T. R. 17,7 ; P. 90 ; R. 24.

Trois quarts d'heures après : T. A. D. 36,6 ; T. R. 37,7 ; P. 76 ; R. 20.

Le 12. Circonférence, 85 cent., dont 43 à droite. A la suite des deux dernières ponctions, tiraillements dans tout le côté droit.

Les ponctions successives avaient donné jusque là un résultat très satisfaisant; il n'y avait pas trace de fièvre; la composition de l'épanchement ne se modifiait pas, sinon que sa densité diminuait, mais aucun élément figuré nouveau n'apparaissait dans le liquide.

A ce moment, le malade, malgré nos instances, quitta l'hôpital, conservant encore un épanchement de plusieurs litres dans la plèvre droite.

Le dosage de l'urée avant et après chaque ponction a donné les résultats suivants :

La première ponction fut pour ainsi dire une tentative sans résultat.

Dans les vingt-quatre heures qui ont précédé la seconde ponction : 830 c.c. d'urine; D. 1020; réaction acide; urée, 11 gr. 17.

Dans les vingt-quatre heures suivantes : 2200 c.c.; D., 1018; réaction acide; urée, 31 gr. 02.

Le lendemain, 27 octobre. 14 gr. 52.

Avant la troisième ponction : 1500 c.c.; D., 1015; réaction acide; urée. 18 gr. 57.

Dans les vingt-quatre heures suivantes : 1150 c.c.; D., 1020; acide; urée, 18 gr. 05.

Avant la quatrième ponction : 1325 c.c.; D., 1016; acide; urée, 18 gr. 41.

Le lendemain, 1150 c.c. ; D., 1015; acide; urée, 15 gr. 06.

La deuxième ponction a donc seule provoqué une modification très notable dans les urines; les autres n'ont donné aucun résultat. Toutefois, le taux de l'urée après la deuxième ponction, s'est toujours maintenu plus élevé qu'avant cette évacuation.

II

THORACENTÉSE DANS LES PLEURÉSIES A ÉPANCHEMENTS MODÉRÉS.

La thoracentèse, dans ces cas, ne répond plus à une indication pressante, elle est discutable et ne s'impose pas. Ce n'est plus une ressource ultime, mais un moyen thérapeutique : rendre au plus tôt la plèvre et le poumon à leurs conditions physiologiques normales, afin de s'opposer à l'apparition de lésions plus ou moins graves qui pourraient apporter une entrave définitive au fonctionnement régulier de ces organes, tel est le but proposé. En effet, à mesure que la pleurésie vieillit, les néo-formations inflammatoires de la plèvre s'organisent pour aboutir à un tissu rétractile et inextensible ; c'est ainsi que les côtes se rapprochent, que le thorax s'affaisse et se déforme, et que le poumon, emprisonné dans une coque fibreuse, devient alors incapable d'un fonctionnement utile; quelquefois le poumon lui-même subit des altérations de sclérose interstitielle plus ou moins étendues (Brouardel, Charcot), qui le fixent en état de rétraction ; et ce sont ces lésions définitives que l'on a invoquées pour expliquer, à la suite de thoracentèses, ces reproductions incessantes d'épanchements plus ou moins anciens, enkystés au milieu de fausses membranes résistantes et sans souplesse. L'idée exagérée que l'on s'est faite parfois de la précocité, de la fréquence et de l'intensité de ces lésions n'a pas peu contribué à faire recourir, dans une mesure exagérée, aux ponctions hâtives. Comme le fait remarquer M. Peyrot, dans sa thèse, on a trop généralisé la fréquence et la gravité des altérations de la plèvre viscérale et leur influence sur le poumon; à la suite d'épanchements de longue durée, il n'est pas rare de voir le poumon ratatiné, se déplisser et reprendre par l'insufflation la plupart de ses caractères normaux.

Je n'essaierai point de préciser ce que l'on doit entendre par épanchement modéré. Au point de vue qui nous occupe, il faut faire rentrer dans ce groupe toutes les pleurésies qui n'offrent aucune indication pressante d'intervenir. Il est également très-difficile de dire ce que l'on doit comprendre par *ponction hâtive*: entendra-t-on par là toute ponction faite dans la période fébrile? mais alors une ponction faite le vingt-cinquième, même le trentième jour, serait dans certains cas, où la fièvre se prolonge, une opération hâtive; se basera-t-on sur l'âge de la pleurésie? mais tandis que les uns ne regardent comme thoracentèse hâtive que celle faite avant le dixième ou douzième jour, d'autres accordent jusqu'au quinzième, quelques-uns jusqu'au vingtième jour de la pleurésie; ces limites sont arbitraires. Une circonstance dont il ne semble pas qu'on ait suffisamment tenu compte, est la période d'évolution de l'épanchement, qui d'ailleurs ne répond nullement à un nombre de jours déterminé : un épanchement est-il en voie de formation ou déjà stationnaire? Cette distinction importante sera reprise plus loin.

Quoi qu'il en soit, trois éventualités, comme l'indique M. le professeur Peter dans ses cliniques, peuvent se présenter à la suite d'une thoracentèse hâtive : 1° l'épanchement ne se reproduit pas ; 2° le liquide se reproduit et nécessite ou non une seconde ou plusieurs ponctions;

3° l'épanchement reparaît et passe à la purulence. Ces trois conséquences sont certainement possibles; mais sans détermination des circonstances qui président à chacun de ces modes d'évolution, il est fort difficile d'y trouver les indications d'une ligne de conduite.

Après avoir rappelé, au début de cette étude, combien il est dangereux de vouloir tirer des statistiques incomplètes des déductions précoces, je vais cependant interroger les chiffres, mais pour n'en tirer strictement que ce qu'ils peuvent réellement donner.

a. La guérison immédiate est d'autant plus probable que la thoracentèse est faite plus tôt. — Sur 87 pleurésies, 54 fois la ponction, faite avant le treizième jour, a donné à M. Widal (1) 11 guérisons immédiates, soit 21 0/0; 19 fois, la ponction faite entre le dix-huitième et le trentième jour n'a fourni que deux guérisons rapides, soit 5 0/0; enfin, 14 fois la thoracentèse faite vers la fin du deuxième mois n'a pas été suivie d'une seule guérison immédiate. — Sur 12 pleurésies ponctionnées avant le dixième jour (2), 8 fois l'épanchement ne se reproduisit pas, 4 fois en petite quantité pour disparaître rapidement. — Quatorze fois l'épanchement, en pleine période fébrile, n'avait pas plus de huit jours; il n'y eut pas une seule récidive (3).

b. Les récidives, réclamant ou non une intervention nouvelle, se montrent d'autant plus souvent que la thoracentèse est plus tardive. — Sur 37 pleurésies, dont il faut défalquer les 12 cas rapportés ci-dessus (Moutard-

(1) Loc. cit.
(2) Moutard-Martin, Gaz. des hôp., 1867, p. 182.
(3) Lemoine, loc. cit.

Martin), 25 fois l'épanchement datait de vingt, trente, soixante jours : il y eut récidive. Sur 55 cas que j'ai analysés à ce point de vue, voici les résultats que j'ai obtenus :

Ponction avant le 10e jour	: 10	—	pas de récidive	
— du 11e au 15e —	: 16	—	1 récidive	: 6,25 p. 100
— du 16e au 20e —	: 19	—	4 récidives	: 21 p. 100
— du 21e au 25e —	: 10	—	4 —	: 40 p. 100

c. *La léthalité, dans la pleurésie, est d'autant plus grande que l'on ponctionne plus tard.* — Dans la thèse de M. Lemoine, on trouve quelques éléments en faveur de cette proposition :

Opérés de 1 à 2 semaines	: 11	— 2 morts,	soit 18 p. 100
— de 2 sem. à 1 mois	: 26	— 8 morts,	soit 31 p. 100
— de 1 à 2 mois	: 5	— 2 morts,	soit 40 p. 100
— de 2 à 3 mois	: 9	— 4 morts,	soit 44 p. 100
— de 3 à 6 mois	: 6	— 3 morts,	soit 50 p. 100
— de 6 à 12 mois	: 3	— 1 mort,	soit 66 p. 100

Les chiffres donnés par M. Fonssagrives (1), quoique moins alarmants, témoignent dans le même sens :

Opérés de la seconde semaine	: 47	— 46 guérisons,	1 mort
— du premier mois	19	— 15 —	4 morts
— du second mois	8	— 5 —	3 morts

Quelle conclusion tirer de ces chiffres ? Que les résul-

(1) Gaz. hebd., 1869, p. 305.

tats sont en général plus satisfaisants quand la thoracentèse est faite de bonne heure, et c'est tout. Mais que l'on veuille bien y prendre garde : tout le bénéfice des ponctions hâtives ne revient pas à la thoracentèse ; il n'est pas douteux, en effet, qu'un certain nombre de ces pleurésies récentes n'eussent, par les moyens médicaux, guéri à plus ou moins bref délai. Et d'autre part, si les ponctions tardives ont donné plus d'insuccès, il ne faut pas oublier qu'il s'agissait d'épanchements qui, demeurés stationnaires ou passés à l'état chronique, appartenaient presque toujours à des pleurésies suspectes; quoi d'étonnant alors si les récidives ont été plus fréquentes, et si même les suites ont été plus funestes encore ? Toutefois, je ne voudrais pas priver la thoracentèse de la part qui lui revient dans les résultats favorables obtenus au cas de pleurésies récentes : elle rend au poumon son fonctionnement normal, réduit au minimum les lésions de la plèvre et évite au malade les conséquences toujours fâcheuses d'une résolution lente, aussi bien pour les organes thoraciques que pour l'état général.

Au demeurant, il est donc avantageux d'opérer tôt ; mais avec cette vague formule, quelle conduite tenir dans un cas particulier ? Va-t-on plonger immédiatement le trocart sans s'inquiéter de la fièvre et de la période d'évolution de la pleurésie ? Non, sans doute ; et, bien qu'il ne soit guère possible d'établir des divisions précises, un épanchement modéré, au point de vue que j'envisage, peut se présenter dans l'une des trois conditions suivantes :

1° *Il y a de la fièvre ; l'épanchement est en voie de formation.* La durée de cette période, de quinze à vingt jours suivant M. Woillez, est souvent plus courte, quelquefois plus longue. La thoracentèse peut-elle arrêter l'épanchement dans sa marche ascensionnelle? Quelques faits semblent le prouver ; mais pourquoi, contre un travail d'inflammation et d'hypersécrétion, ne pas employer d'abord, selon les indications, les antiphlogistiques, les révulsifs, les dérivatifs ? Rien ne presse alors de perforer la plèvre ; et si, malgré le traitement médical, la formation de l'épanchement n'a pas été entravée, il sera temps encore, aussitôt que la période sécrétoire aura cessé, d'avoir recours à la ponction, à moins cependant que, par son abondance, le liquide ne vienne à menacer l'existence ; mais il s'agit alors d'une thoracentèse d'urgence.

2° *La fièvre persiste, et l'épanchement est déjà stationnaire.* Cette sorte de période d'état durerait à peine quelques jours, et la décroissance se ferait rarement attendre au delà du vingt-cinquième jour de la pleurésie (Woillez). Il n'est pas rare, à ce moment, de voir la résorption se faire assez vite ; aussi, est-il indiqué de favoriser cette évolution par un traitement médical qui aura pour base les révulsifs et les dérivatifs (diurétiques et purgatifs) : si après peu de jours l'essai reste infructueux, évacuer une partie du liquide ; souvent ce qui reste disparaît vite, et alors la fièvre tombe rapidement, ou bien persiste quelque temps encore, mais atténuée (Bouilly), et dès qu'elle disparaît, la guérison est complète.

3° *La fièvre est tombée ; l'épanchement persiste.* Aussitôt après la chute de la température, on peut voir l'épanchement disparaître totalement en quelques jours, avec ou sans phénomène critique (obs. XI); d'autres fois, des épanchements considérables décroissent d'abord rapidement, puis tout travail de résorption s'arrête indéfiniment, et si l'on intervient par une ponction plus ou moins tardive, il n'est pas rare d'observer la reproduction incessante de ce reliquat d'épanchement. Quand, après la chute de la fièvre, le niveau du liquide reste stationnaire, on s'attardera d'autant moins au traitement médical que l'épanchement sera plus abondant ou plus ancien. Temporiser dans ces cas, c'est vouloir laisser s'aggraver les lésions de la plèvre et du poumon, dont on sait les conséquences fâcheuses.

Obs. X. Pleurésie aiguë, gauche ; ponction au moment de la chute de la température, vers le 30e jour ; évacuation incomplète ; résorption lente.

C.... 41 ans, valet de chambre, entre le 29 mars 1879, salle Saint-Ferdinand, nº 21, à la Charité, service de M. Bernutz. Rien dans les antécédents du malade ne permet de rattacher l'affection à une cause déterminée; cependant, toux sèche depuis trois mois. Il y a dix à douze jours, frissons, point de côté à gauche, oppression, toux un peu plus fréquente; diminution de l'appétit, insomnie.

Le 30. A gauche, matité dans toute l'étendue, même sous la clavicule, vibrations affaiblies au sommet, à peine senties vers la base, nulles sur les parties les plus déclives de l'aisselle; en avant, souffle à timbre amphorique sous la clavicule; plus bas, souffle bronchique intense; en arrière, souffle bronchique d'autant plus intense et plus superficiel qu'on se rapproche du sommet, égophonie à l'angle de l'omoplate; même souffle dans la région sous-axillaire. Cœur : choc de la pointe disparu à gauche, battements épigastriques, la matité cardiaque déborde à droite du sternum d'un travers de doigt; bruits normaux; pouls régulier, d'une certaine amplitude (90). Oppression médiocre au repos; expectoration rare muco-spumeuse. T. m. 37,8; T. s. 39,2. Chiendent nitré, 4 gr.; teinture de digitale, 16 gouttes. Hier soir, T. 39,5; 6 ventouses scarifiées (100 gr. de sang) furent appliquées au côté gauche.

1er avril. Voussure très manifeste de la région clavi-mammaire. Circonférence totale : 95 cent., dont 50 à gauche. T. m. 38,6; T. s. 39,2; P. 104; R. 34.

Le 2. A gauche, silence sous-claviculaire. A plusieurs reprises, on constate que le pouls gauche est plus faible que le droit; battements épigastriques toujours très accentués. Le foie déborde les côtes de trois travers de doigt sur la ligne du mamelon. T. 38,8-39,6 ; P. 84-90; R. 32-36.

Le 3. T. 38,2-39,4; P. 84-100; R. 34.

Du 3 au 10. Etat local stationnaire. La fièvre a pris le carac tère intermittent; le matin la température est à 37° ; le soir, à 39,2; le pouls, au-dessous de 90, est ample, de tension assez forte; les battements du cœur énergiques (Ne pas oublier que le malade prend 15 gouttes de teinture de digitale ; depuis quelques jours aussi, 60 gr. de vin diurétique de la Charité). 2 vésicatoires ont été appliqués.

Du 10 au 18. La température normale le matin, décroît de plus en plus le soir; le 18 au soir, 37,7; on est au 30e jour de l'affection. L'état local est resté stationnaire. L'appétit est médiocre, le malade est un peu pâle.

Le 18. Ponction dans le 6e espace gauche en avant du bord antérieur du grand dorsal, trocart de Reybard ; liquide citrin qui s'ecoule fort lentement et dont on n'aurait obtenu qu'une minime quantité sans les secousses de toux provoquées : 1 litre de sérosité citrine; aucune particularité. T. m. 36,5 ; T. s. 37,2.

Le 23. La matité persiste dans toute l'étendue, mais les vibrations vocales sont presque normales dans les deux tiers supérieurs ; le souffle a disparu, murmure confus du sommet à la base. L'énergie du pouls a beaucoup diminué ; on ne perçoit plus les battements épigastriques, la matité cardiaque ne déborde plus le sternum, le maximum des bruits est reporté à gauche de cet os; le foie ne déborde plus que d'un travers de doigt. Les battements du cœur ont beaucoup perdu de leur intensité; la même médication a été continuée jusqu'ici. La température est normale; il n'y a pas eu de recrudescence dans les jours qui ont suivi la ponction.

2 mai. La matité diminue sous la clavicule et dans la fosse sus-épineuse; respiration rude; souffle lointain à la base. Le cœur et le foie sont à leur place. Le malade qui, avant la ponction, urinait à peine 1 litre, rend depuis 1 litre 2/3 à 2 litres en vingt-quatre heures. Un vésicatoire ; on continue le vin diurétique; la digitale est supprimée.

Le 8. La sonorité reparaît dans la partie supérieure ; la respiration, faible encore à la base, s'entend dans toute la hauteur.

Le 20. L'épaule gauche est manifestement affaissée; tout ce côté se dilate beaucoup moins que le droit, la demi-circonférence égale des deux côtés. Le tiers inférieur reste mat; respiration très obscure, souffle lointain dans les grandes respirations. La hauteur de l'espace semi-lunaire est de 6 cent. L'appétit est bon, l'état général satisfaisant ; on supprime le vin diurétique.

7 juin. La respiration encore faible s'entend jusqu'à la base ; le jeu du poumon reste incomplet.

En résumé, pleurésie dont l'origine reste douteuse, thoracentèse à la suite de la fièvre, probablement vers le 30e jour, et déjà des adhérences se sont formées : le liquide s'écoule mal, le cœur revient lentement, la résorption du liquide tarde ; toutefois, il est bon de se rappeler que le malade toussait depuis trois mois, et que les lésions de la plèvre étaient probablement plus anciennes qu'on ne le supposait.

Obs. XI. — Pleurésie aiguë du côté droit, chez un alcoolique. Disparition rapide de l'épanchement au moment de la chute de la température, sueurs abondantes.

D..., 33 ans, employé, entre le 23 mars 1879, salle Saint-Ferdinand, n° 11, hôpital de la Charité (service de M. Bernutz).

Les antécédents pathologiques héréditaires ou personnels sont sans intérêt. Il ne conserve de sa jeunesse, passée dans les moulins, qu'une oppression légère et un peu de toux ; chargé d'achats de grains aux halles, il a pris des habitudes alcooliques qui se traduisent par quelques accidents non douteux. Depuis trois semaines, l'oppression a augmenté ainsi que la toux; quelques frissons erratiques, diminution de l'appétit; absence de point de côté.

Le 25. A droite, thorax plus saillant en arrière, sonorité skodique sous la clavicule, matité dans le reste de l'étendue ; les vibrations perçues dans les 2/3 supérieurs ; respiration affaiblie dans la moitié supérieure, souffle dans le reste de l'étendue, égophonie. Oppression médiocre, toux légère. Cœur normal ; rien à gauche. Vésicatoire à droite. T. s. 39,2. Teinture de digitale, 15 gouttes.

Le 29. La température oscille autour de 39°, respiration rude sous la clavicule droite ; silence au-dessous.

Le 31. En avant, sonorité presque normale jusqu'à la 3e côte ; murmure respiratoire et frottements pleuraux surtout à la fin de l'expiration ; en arrière, la respiration s'entend dans la moitié supérieure, silence au-dessus. T. m. 38° ; T. s. 38,6.

1er avril. Le souffle a disparu, remplacé par une respiration faible à la base; submatité et vibrations encore faibles dans la moitié inférieure. Depuis deux nuits, transpirations abondantes. T. m. 37,4; T. s. 38,6.

Le 2. T. m. 37,6; T. s. 37,4.

Le 3. Les transpirations nocturnes très abondantes persistent.

La respiration et de gros frottements pleuraux s'entendent en avant et dans la région sous-axillaire ; matité encore à la base où la respiration s'entend à peine. T. m. 37,2. T. s. 37,6.

Le 5. Les transpirations, moins abondantes, persistent encore. Etat général très bon.

Le 15. Quitte l'hôpital dans un état général très satisfaisant, mais encore quelques frottements en avant, de la submatité dans toute la hauteur en arrière, et une certaine faiblesse du murmure respiratoire. Ni toux, ni expectoration, ni oppression.

En résumé, pleurésie simple selon toute apparence, chez un individu alcoolique ; datant de quinze jours à trois semaines.

L'affection était en pleine période fébrile; l'épanchement paraissait abondant, bien que tous les moyens dont on pouvait disposer pour en juger n'aient pas été mis en usage. Cinq jours après l'entrée du malade, la disparition rapide de l'épanchement coïncidait avec des transpirations très abondantes.

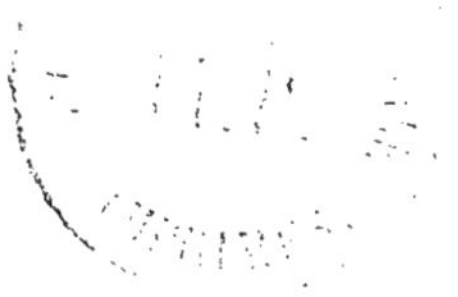

Obs. XII. — Pleurésie gauche ; épanchement modéré. Parallèle entre la courbe des mensurations et celle de la température. Régime lacté exclusif. Guérison.

M..., 45 ans, maçon, entre le 27 juin 1879, salle Sainte-Marthe, n° 19, hôpital Temporaire (service de M. Gouguenheim, suppléé par M. Hallopeau).

De constitution assez chétive, maigre et pâle, il n'a jamais été malade ; n'est pas rhumatisant. Il y a quinze jours, refroidissement, frisson, point de côté à gauche, puis toux sèche, diminution de l'appétit. A son entrée, le soir, on constate sommairement de la matité dans toute la hauteur du poumon gauche en arrière ; souffle léger dans toute l'étendue, égophonie vers l'angle de l'omoplate. T. s. 39,1 ; P. 90 ; R. 36.

Le 28 juin. Une bouteille d'eau de Sedlitz ; infusion de 0 gr. 40 de feuilles de digitale; vésicatoire à gauche, régime lacté absolu : 4 litres de lait.

Le 29. Circonférence du thorax au-dessous des mamelons : 91 centim. T. m. 38° ; T. s. 38,8. En arrière, mêmes signes ; dans l'aisselle, matité et silence presque complets ; sous la clavicule, bruit skodique léger, murmure vésiculaire atténué.

Le 30. Circonférence : 92 centim.; T. m. 38,2 ; T. s. 38,2.

Le 2 juillet. Circonférence, 93 centim.; T. m. 38,2 ; T. s. 38,4.

Le 3 et 4. Signes physiques stationnaires. Circonf. 94 centim.; T. m. 37,7 ; T. s. 38,6.

Le 5. Circonf. 92 centim.; T. m. 37,7 ; T. s. 38,2 ; on supprime a digitale.

Le 6. Circonf. 90 centim.; T. m. 37,5 ; T. s. 38° ; toujours régime lacté exclusif.

Le 9. Circonf. 89 centim.; T. m. 37° ; T. s. 38° (mais début d'une fluxion dentaire qui va troubler la marche de la température pendant quelques jours).

Le 10. Circonf. 88 centim. 5 ; la matité persiste dans la moitié inférieure du poumon gauche avec souffle doux ; égophonie à la partie moyenne ; la respiration reparaît dans l'aisselle.

Le 11. Circonf. 86 centim. 5. Toujours régime lacté (4 litres) : le malade a faim.

Le 11 et le 12 les urines sont légèrement albumineuses. T. m. 37,1 ; T. s. 37,5.

Le 13. Circonf. 86,5. T. 37°-37,5.

Le 14. — 86,5, température normale.

Le 15. — 85,5 — On continue le régime lacté ; souffle lointain à la partie moyenne en arrière ; silence à la base.

Le 17. Au régime lacté on ajoute un peu de viande. Le souffle a disparu, remplacé par la respiration ; encore silence à la base.

Le 27. La circonférence thoracique est restée stationnaire ; la respiration s'entend dans toute la hauteur, mais obscure à la base : submatité dans le tiers inférieur. Le malade sort en convalescence

Ainsi, l'amplitude thoracique augmente jusqu'au 4 juillet où elle atteint le maximum de 94 centim. ; on est au 23e jour environ de la pleurésie. L'amplitude thoracique décroît alors, et le 15 juillet elle n'est plus que de 85,5 ; or, si l'on rapproche ces mensurations de la courbe thermique, on voit que le début de la diminution de l'amplitude thoracique a coïncidé avec la chute de la température, qui dès le 6 juillet, c'est-à-dire le 25e jour de la pleurésie, était normale. Bien que l'observation des signes physiques ait été un peu négligée, les mensurations successives ont permis de suivre l'évolution de l'épanchement. La résolution a été rapide ; le doit-on en partie au régime lacté ?

CHAPITRE III.

Du pronostic de la thoracentèse, tiré de la composition et de la distribution de l'épanchement, et de l'origine de la pleurésie.

La chimie médicale n'a pas encore poussé assez loin ses investigations dans l'étude des liquides pathologiques, et en particulier de ceux de la plèvre, pour que l'on puisse tirer de ses recherches tout le fruit désirable. Il n'est pas douteux cependant qu'il y ait entre la nature de la pleurésie et la composition de l'épanchement des rapports dont la connaissance serait d'un intérêt réel au point de vue du pronostic; on pourrait ainsi, dans une certaine mesure, prévoir les résultats de la paracentèse, par la connaissance de l'évolution ultérieure probable de l'épanchement.

M. Méhu (1), à qui j'emprunte la plupart des remarques suivantes, a pu déjà, par l'analyse d'un bon nombre d'épanchements pleuraux, déduire quelques notions générales d'un certain intérêt pratique : une densité de 1018 à 15°, ou dépassant ce chiffre, est un signe favorable ; au contraire, une densité inférieure à 1015 indique une pleurésie à tendance hydropigène. Les épanchements denses (1018 et au-dessus), qui se prennent en gelée plus ou moins consistante, appartiennent ordinairement à des pleurésies franches aiguës et, partant, sont d'un pronostic favorable. Quand le liquide de ponctions successives devient de plus en plus riche en fibrine, on peut croire que la maladie tend vers la guérison ; au contraire, l'absence de coagulum dans une pleurésie aiguë est en général d'un fâcheux augure (obs. XVII). Toutefois, il ne faudrait pas exclusivement baser le pronostic sur la proportion de fibrine ; car cette fibrine peut se déposer en partie dans la plèvre, et, d'autre part, des pleurésies symptomatiques se montrent quelquefois riches en fibrine. Une donnée plus importante est la quantité totale de résidu sec, composé surtout de matières minérales ; quand le poids

(1) Analyse des liquides de la plèvre, 1872. Chimie médicale, 1878.

du résidu sec dépasse 64 gr. 0/00 (chiffre moyen dans lequel la fibrine n'entre guère que pour 0,35 à 0,50), il y a de fortes présomptions en faveur de la non reproduction de l'épanchement, et surtout si ce liquide a donné un coagulum fibreux ; au dessous de 50 gr., craindre une récidive.

Lorsqu'on ignore l'âge d'une pleurésie, la thoracentèse peut sur ce point donner quelques notions utiles : en général, les épanchements séreux anciens ne forment pas de coagulum fibrineux; ils ont une consistance légèrement huileuse et conservent leur limpidité, ou bien portent en suspension des flocons blanchâtres de fibrine granuleuse (obs. IX). M. Méhu, en ajoutant à un liquide pleural séreux 4 fois son volume d'alcool à 90°, précipite toutes les matières albumineuses; il a constaté que la dissolution de ce précipité dans l'eau distillée se fait en d'autant plus forte porportion que l'épanchement est plus ancien. Lorsque, pour un vaste épanchement ancien, on fait plusieurs ponctions, il est intéressant d'étudier les transformations que peut subir le liquide; dans l'observation IX, le liquide, très limpide et légèrement visqueux, après la formation d'un léger dépôt blanc, ne se coagulait pas; le dépôt était constitué par de petits flacons de fibrine granuleuse et des globules blancs en dégénérescence graisseuse; or, après la quatrième ponction, l'épanchement ne renfermait aucun élément figuré récent; mais sa densité diminuait après chaque thoracentèse : 1022, 1020, 1018, preuve d'une augmentation de la partie aqueuse du liquide.

Il n'est guère d'épanchement séreux qui ne tienne en suspension une quantité variable de leucocytes, que révèle le microscope; aussi, peut-on dire que presque toutes les pleurésies séreuses sont *histologiquement purulentes ;* ce qui d'ailleurs n'implique rien de fâcheux pour le pronostic. Mais lorsque, vers la fin de l'évacuation, le liquide séreux de la plèvre devient louche, il est à peu près certain que l'épanchement se reproduira purulent (Moutard Martin).

De l'avis d'un certain nombre d'observateurs, (Potain, Raynaud, Féréol, etc.) (1) l'apparition d'une sérosité sanguinolente vers la fin d'une ponction n'entraîne nullement un pronostic fâcheux; mais, en est-il de même, quand l'épanchement séreux renferme primitivement une légère quantité de sang? Je ne parle pas ici, bien entendu, des pleurésies hémorrhagiques dont je n'ai pas à m'occuper, mais des épanchements séreux qui contiennent une quantité de sang à peine appréciable. Selon M. Dieulafoy (2), le liquide de la pleurésie aiguë, même la plus franche, contient 500 à 600 globules rouges par millimètre cube ; le liquide ne prend une coloration rosée appréciable que quand ce chiffre s'élève à 5,000 ou 6,000; or, de ses recherches, il croit pouvoir conclure que lorsque le nombre des globules rouges atteint 4,000 à 5,000, presque toujours le liquide deviendra purulent. Deux fois (obs. II et XVII) le liquide avait une très legère teinte rosée: dans le premier cas, la guérison survint sans récidive; dans le second, la pleurésie devint hémorrhagique. Laennec, à propos des pleurésies hémorrhagiques, de celles surtout dont la sérosité est seulement *teinte de sang*, fait observer qu'en général l'épanchement est plus abondant que dans les pleurésies franches,

(1) Soc. méd. des hôp., 1872.
(2) Loc. cit.

qu'il a moins de tendance à la résorption, passe souvent à l'état chronique, quand il n'enlève pas le malade par suffocation dans la période aiguë.

J'aurais maintenant à parler du pronostic de la thoracentèse, tiré de la distribution de l'épanchement. A propos des ponctions sèches, il a été question de la pleurésie aréolaire. Quant aux pleurésies multiloculaires, M. Jaccoud (1) pense qu'elles supportent mal la thoracentèse; toutefois, il faut remarquer que la plupart des pleurésies cloisonnées sont purulentes dans une ou plusieurs de leurs loges, et, comme le fait remarquer M. Woillez, cette circonstance suffit à expliquer l'insuccès de l'opération. M. Moutard-Martin, dans la même discussion, a rapporté plusieurs faits dans lesquels, après avoir diagnostiqué le cloisonnement, il a obtenu la guérison alors que, dans un cas, l'épanchement était purulent ; aussi, conclut-il que la thoracentèse est exactement applicable dans les cas de pleurésie cloisonnée comme dans ceux de pleurésie ordinaire, à moins que ces pleurésies multiloculaires ne soient des récidives indiquant le plus souvent que la maladie est sous la dépendance de la tuberculose. Il serait du plus grand intérêt, au point de vue de la thoracentèse, d'établir le diagnostic de ces pleurésies cloisonnées sur des bases positives, non pas afin de s'abstenir absolument de ponctionner dans ces cas, mais pour déterminer plus sûrement le lieu de la ponction, et surtout éviter ces pénétrations dans l'abdomen, conséquences funestes d'adhérences costo-diaphragmatiques, à la possibilité desquelles il faudra

(1) Bull. de l'Acad. de méd., avril et mai, 1879.

toujours songer à propos d'une thoracentèse ou d'un empyème (1).

La notion de cause, dans la pleurésie, conduit à un certain nombre de considérations qui intéressent la thoracentèse :

Pleurésie et diathèse rhumatismale. — Il est bien reconnu aujourd'hui que la pleurésie inflammatoire simple est beaucoup plus rare qu'on ne l'admettait, et que la plupart des pleurésies sont deutéropathiques. Les plèvres peuvent-elles être atteintes primitivement, ou bien la pleurésie est-elle toujours dépendante, soit d'un état général diathésique, soit de lésions locales ou localisées dans les organes pleuro-pulmonaires ? A l'heure actuelle, il ne paraît guère possible de résoudre cette question ; aussi, le groupe des pleurésies inflammatoires simples doit-il être conservé : ce sont les pleurésies dites *a frigore*. Pour qu'une modification brusque de la température ou une action prolongée du froid humide provoque une pleurésie, encore faut-il tout au moins quelque prédisposition de la plèvre à subir chez tel individu et plutôt que tel organe l'influence des agents extérieurs ; or, cette aptitude de la plèvre tient-elle à

(1) Récemment entrait dans le service de mon maître, M. Bernutz, un malade atteint de pleurésie purulente gauche, évacuée par les bronches, et formant aussi une collection sous-cutanée au niveau de l'espace semi lunaire ; la collection purulente sous-cutanée fut ouverte, mais toute la région donnait une sonorité stomacale. Le malade venait d'être pris d'une pneumonie à droite ; il mourut quelques jours après. A gauche, le diaphragme était adhérent, sur la ligne moyenne de l'aisselle, jusqu'à la 7e côte ; si l'on avait fait l'empyème de nécessité, on pénétrait dans l'abdomen.

une disposition purement locale, ou dépend-elle de conditions plus générales, la diathèse rhumatismale par exemple, comme quelques-uns l'ont admis? Trousseau dit bien que le rhumatisme peut quelquefois primitivement se porter sur les tissus fibro-séreux d'autres organes que les articulations; on sait, en effet, que le rhumatisme frappe isolément une articulation, le cœur, un nerf, un muscle, etc.; ne pourrait-il donc atteindre de même la plèvre? On a bien noté un certain nombre d'observations (Trousseau, Marrotte, etc.) où la succession, à bref délai, de manifestations pleurales, cardiaques, articulaires, permettait de rattacher ces diverses lésions à une même cause, le rhumatisme; dans d'autres circonstances, la relation est moins manifeste : un individu rhumatisant contracte, à la suite d'une impression de froid ou non, une pleurésie; n'aura-t-on pas quelque raison d'invoquer encore ici la diathèse rhumatismale? Mais si rien n'autorise à admettre que le pleurétique est un rhumatisant, on reste sans aucun argument. D'ailleurs, jusqu'ici la marche spéciale de ces pleurésies, si toutefois elles en ont une, est peu ou point connue. Le diagnostic différentiel entre la pleurésie inflammatoire et la pleurésie rhumatismale, sur lequel Stoll (1) a longuement insisté, dans son étude sur la constitution médicale du mois de mai de l'année 1776, a trait à la pleurésie du rhumatisme articulaire aigu. « Plerumque præcedebant artuum sive superiorum sive inferiorum dolores lacerantes, rheumatici; hi ipsi dolores artuum pleuritidem sæpenumero comitabantur. » Je n'ai, comme exemple de ces pleurésies survenues isolément chez des sujets

(1) Pars prima rationis medendi.

sous l'influence de la diathèse rhumatismale, qu'une impression reposant sur quelques faits : la résolution des épanchements m'a paru, dans ces cas, se faire avec lenteur, en laissant d'épaisses fausses membranes (obs. XIII, XIV); marche qui contrasterait avec celle des épanchements pleuraux au cours du rhumatisme articulaire aigu. Si cette remarque était juste, il ne faudrait pas espérer une résolution rapide, et l'on serait plus autorisé à intervenir de bonne heure.

Il n'en est plus de même des pleurésies qui compliquent le rhumatisme articulaire aigu; la mobilité de leurs manifestations réduit l'emploi de la thoracentèse aux ponctions urgentes ; mais l'appréciation de la nécessité d'intervenir est parfois fort délicate, car il n'est pas toujours facile de faire la part des complications cardiaques, pulmonaires et pleurales dans les troubles respiratoires et les perturbations du pouls. Généralement ces pleurésies se résolvent facilement, mais il arrive parfois que l'épanchement persiste alors que les manifestations diverses du rhumatisme ont cessé ; dans ces cas, la thoracentèse est indiquée. Dans un fait rapporté par Rilliet et Barthez, la pleurésie dura longtemps, et laissa un rétrécissement de la cage thoracique avec une légère incurvation de la colonne vertébrale.

Obs. XIII. — Diathèse rhumatismale. Pleurésie gauche ; thoracentèse urgente (indication tirée du pouls); évacuation incomplète ; lenteur de la résolution définitive de l'épanchement.

H..., 22 ans, teinturier, entre le 21 avril 1879, salle Saint-Ferdinand, n° 11, hôpital de la Charité (service de M. Bernutz). D'une constitution solide, souvent exposé à des douleurs articulaires sub-aiguës. Il y a quinze jours à trois semaines que l'affection a débuté par quelques frissons et un point de côté.

Le 22. La demi-circonférence gauche a 1 cent. 1/2 de plus que la droite ; bruit skodique sous la clavicule, matité et vibrations à peu près nulles dans le reste de l'étendue ; mélange de souffle et de respiration dans le 1/3 supérieur en arrière, souffle doux, égophonie, pectoriloquie aphone dans le reste de l'étendue. R. 30, pas d'oppression. Cœur : la matité déborde à droite de 2 à 3 cent.; battements épigastriques, maximum des bruits sur le bord droit du sternum ; bruits de la pointe normaux ; sur le bord gauche du sternum, 2e et 3e espace, souffle prolongé au 2e temps (les bruits aortiques sont normaux) ; le pouls n'offre d'autres particularités qu'un peu de fréquence : 90. Foie : déborde de deux travers de doigt. T. 38,6-39°. Chiendent nitré, 4 gr. ; vin diurétique de la Charité, 60 gr. Vésicatoire.

Le 25. Souffle dans toute la hauteur ; silence à la base ; le foie déborde de trois travers de doigt. T. : 38° ; pouls un peu irrégulier 1er bruit du cœur, sourd. On ajoute 15 gouttes de teinture de digitale au vin diurétique.

Le 27. Voussure clavi-mammaire très nette ; de la matité a remplacé le bruit skodique ; le pouls est irrégulier ; le 1er bruit, très-sourd. T. m. 38,2.

Ponction : aspirateur Potain ; 6e espace, ligne postérieure de l'aisselle ; 1 litre 1/3 de sérosité citrine ; aucune particularité. Après la ponction, la matité persiste sous la clavicule ; un murmure confus remplace le souffle à ce niveau ; même irrégularité du pouls, le souffle de la base persiste. T. s. 38,8.

Le 28. Matité moins absolue au sommet ; souffle dans les 2/3 inférieurs. Pouls régulier. Le foie déborde de moins de deux travers de doigt, mais encore haut de 11 à 12 cent. sur la ligne du mamelon. T. m. 37,6 ; T. s. 37,4. On continue les diurétiques.

3 Mai. A gauche, sonorité à timbre stomacal sous la clavicule, jusqu'à la 2e côte, vibrations, respiration presque normale ; au-dessous, matité qui devient absolue dans la région de l'aisselle où les vibrations sont presques nulles avec souffle voilé ; en arrière, les vibrations se sentent très-nettement jusqu'à deux travers de doigt au-dessous de l'épine de l'omoplate, nulles au-dessous ; dans la partie vibrante, respiration. Cœur, à sa place ; pouls régulier ;

même bruit anormal à la base. Foie, 10 cent., déborde à peine de 1 cent. 1|2 ; température normale ; même traitement.

Le 20. Demi-circonférence égale des deux côtés ; mouvements respiratoires plus faibles à gauche. En avant, submatité et vibrations faibles, respiration ; en arrière, matité absolue depuis l'épine de l'omoplate ; les vibrations vocales s'arrêtent brusquement à la partie moyenne de la fosse sous-épineuse, ainsi que le bruit respiratoire ; au-dessous, silence et souffle lointain par intervalle. Choc de la pointe dans le 5e espace. Foie : hauteur 8 c. m., ne déborde plus ; pouls régulier. Troisième vécicatoire; on supprime les diurétiques.

7 Juin. 1|2 cent. en faveur du côté gauche ; respiration diaphragmatique et costo-inférieure égale des deux côtés ; les signes de percussion et d'auscultation ne se sont pas modifiés d'une façon appréciable, l'espace semi-lunaire a 14 c. m. de base sur 10 c. m. de hauteur.

Le 30. Les vibrations, faibles à la base, se perçoivent dans toute la hauteur, silence au-dessous de l'angle de l'omoplate où la voix est chevrotante ; sonorité et respiration dans les 2|3 supérieurs de la région sous-axillaire.

15 Juillet. Le côté gauche reste submat dans toute l'étendue ; vibrations et murmure respiratoire plus faibles qu'à droite; oppression médiocre ; état général très bon.

Obs. XIV. — Diathèse rhumatismale. Pleurésie droite ; épanchement abondant. Lenteur de la résorption ; insuffisance des diurétiques. Persistance des signes physiques ; fausses membranes épaisses.

C..., 59 ans, tailleur, entre le 7 juillet 1879, salle Saint-Ferdinand, n° 8, hôpital de la Charité (service de M. Bernutz). Attaque de rhumatisme articulaire aigu en 1848 ; depuis, fréquentes douleurs subaiguës qui disparaissent assez facilement sous l'influence des bains de vapeur. Il y a deux mois, frisson, point de côté à droite ; les jours suivants, accès de fièvre revenant toutes les après-midi ; oppression, perte de l'appétit et des forces ; le malade attend en vain le rétablissement de ses forces.

Le 10. Pas de déformation appréciable, mouvements respiratoires égaux des deux côtés. A droite, en arrière, matité absolue depuis l'épine de l'omoplate, absence de vibrations dans les 2|3 inférieurs; respiration obscure dans le tiers supérieur, souffle doux avec égophonie et pectoriloquie aphone dans le reste de l'étendue; en avant sonorité skodique sous-clavière, limitée par ligne oblique de l'extrémité externe de la clavicule à l'extrémité antérieure de la 4e côte; les vibrations empiètent de deux travers de doigt sur la zone mate; respiration sous la clavicule, souffle plus bas. Le foie déborde de trois travers de doigt; le cœur est à sa place; le pouls régulier, 80. Vésicatoire; macération de digitale 0,20.

Le 15. La ligne de matité, en avant, s'est un peu élevée; la température entre 38 et 39; le malade ne rend que 1|2 à 2|3 litre d'urine foncée et chargée en urates. Deuxième vécicatoire; on remplace (le 17) la macération par une infusion de 0,40.

Le 19. La ligne de matité a baissé en avant; en arrière, murmure confus jusqu'à la sixième côte, silence au-dessous; souffle doux dans l'aisselle. Le foie ne déborde plus que de deux travers de doigt; pouls régulier, 80. T. entre 38° et 39°; urines: n'augmentent pas; on continue la digitale. Troisième vésicatoire.

Le 25. La température est normale depuis hier; les vibrations, en avant, se perçoivent jusqu'à la limite supérieure du foie; respiration, submatité. En arrière, matité depuis l'épine de l'omoplate les vibrations nulles au-dessous de l'angle inférieur. Le foie ne déborde plus; toujours 1/2 à 2/3 litre urine; la digitale (0,40 d'infusion) a été continuée jusqu'ici; le pouls: 80. On supprime la digitale.

8 août. Les signes physiques se modifient avec une extrême lenteur: en avant, tonalité plus élevée qu'à gauche, vibrations locales très manifestement plus intenses; respiration pure mais faible; en arrière, toujours même matité absolue; vibrations faiblement perçues jusqu'à la base, murmure respiratoire confus dans toute la hauteur. Après l'application d'un quatrième vésicatoire, on est revenu à la digitale (macération à dose progressive depuis 0,20 jusqu'à 0,45); aucun effet ni sur le pouls ni sur la diurèse. L'appétit est faible, le malade est pâle, l'état général médiocre; pas trace de fièvre.

Le 28 septembre, le malade quitte seulement l'hôpital, il reste pâle et amaigri ; les digestions sont bonnes, mais l'appétit est peu développé; ni toux, ni expectoration; pas de fièvre. La demi-circonférence droite a 2 cent. de moins que la gauche. Toujours matité de pierre au-dessous de l'épine de l'omoplate; vibrations normales; respiration obscure, même dans les plus fortes respirations; le foie ne déborde plus les fausses côtes.

Obs. XV. — Pleurésie droite ; épanchement très-modéré; lenteur excessive de la résolution.

H..., 41 ans, libraire sur les quais, exposé par sa profession à toutes les intempéries. A part quelques douleurs vagues des jointures, il n'a jamais été malade. Il y a huit jours, douleur de côté à droite, toux, oppression, quelques frissons légers.

Entre le 11 août 1879, salle Saint-Ferdinand, n° 19, hôpital de la Charité, service de M. Bernutz.

Le 12. Pas de fièvre (37,4-37,6). A droite, submatité dans la fosse sous-épineuse, matité au-dessous; vibrations perçues dans toute la hauteur, très faibles à la base; pas de souffle, mais respiration obscure dans le 1/3 inférieur avec bruits analogues à des râles sous-crépitants, surtout au bord postérieur de la région axillaire, égophonie très nette au 1/3 inférieur. Dans la région axillaire, sonorité et respiration normales, quelques râles à la base. En avant, sonorité skodique (légère élévation de la tonalité).

Plusieurs vésicatoires sont successivement appliqués; la température est normale.

Au 24 septembre, il persiste de la matité au-dessous de l'épine de l'omoplate; souffle doux dans la même étendue, égophonie, pectoriloquie aphone. L'état général est très bon, l'appétit normal. Absence complète de fièvre.

Le malade sort de l'hôpital le 20 octobre, conservant encore de la matité et de la faiblesse respiratoire au-dessous de l'angle de l'omoplate; quelques jours auparavant, il persistait encore du souffle dans les grands mouvements respiratoires. Huit vésicatoires furent successivent appliqués.

Le malade est donc resté deux mois à l'hôpital pour un épanchement très modéré; le mouvement fébrile avait à peine duré huit jours; les diurétiques et les vésicatoires se sont trouvés en échec devant ce faible épanchement.

Pleurésie et tuberculose. — La pleurésie tient une place si importante dans l'histoire de la tuberculose; toutes ses formes sont si intimement liées, soit à la diathèse tuberculeuse, soit à ses manifestations aiguës ou chroniques sur la plèvre et le poumon, que cette notion étiologique doit être prise en très sérieuse considération dans le problème de la thoracentèse. La pleurésie peut se montrer à toutes les périodes de la tuberculose pleuro-pulmonaire, et même précéder la tuberculisation de ces organes. Les pleurésies sèches ne sont pas, le plus souvent, les premières en date; elles se produisent plutôt au cours d'une tuberculisation déjà confirmée; ce sont elles qui cloisonnent la plèvre ou provoquent des adhérences très étendues; aussi, les épanchements de quelque importance ne se rencontrent-ils guère qu'au début des manifestations de la diathèse.

La pleurésie peut-elle provoquer la tubercularisation pulmonaire, et dans quelles conditions? Stoll (1), à propos de la pleurésie latente, écrit : « Nihilominus malum hoc si negligatur, aut in formatam gravemque et universaliorem pulmonum inflammationem exsurgit, aut, quod pluries fit, in pulmonum indurationes abit, atque tubercula producit, aut, quod æquè frequenter, contingit in phthisin terminatur. » Broussais admettait aussi que la pleurésie est une des sources les plus fréquentes et les plus sûres de la phthisie. Selon Grisolle,

(1) Loc. cit. Pleuritis occulta sive latens.

la pleurésie provoque l'eclosion de la tuberculose par l'incapacité fonctionnelle des organes respiratoires, qui entraîne fatalement une déchéance nutritive, et par les congestions fréquentes du poumon qui préparent le sol à l'invasion tuberculeuse. « Chez les individus en puissance de diathèse strumeuse, dit Trousseau, lorsqu'un épanchement pleurétique persiste, la fluxion inflammatoire vers la membrane séreuse pleurale appellera de ce côté la manifestation diathésique. » Et il conseille, dans ces circonstances, de faire la thoracentèse sans retard. Béhier ne doutait pas qu'une pleurésie de toute autre cause ne pût, chez un individu prédisposé, provoquer l'éclosion de tubercules. M. Bucquoy (1) a défendu la même thèse. Aussi, la conclusion générale est que, au cas de prédisposition à la tuberculose, on ne doit pas, encore moins que dans toute autre circonstance, laisser l'epanchement passer à l'état chronique.

Mais ces pleurésies, qui surviennent dans de semblables conditions, ne sont-elles pas déjà une manifestation première et isolée de la diathèse tuberculeuse? L'état de la constitution d'où dépend la phthisie, dit M. Pidoux (2), peut se manifester de plusieurs manières, et les pleurésies latentes sont parfois toute la manifestation de la diathèse. Trousseau en cite un exemple : un vaste épanchement gauche, chez un enfant de 12 ans, lymphatique, nécessita la ponction ; le liquide était séreux et limpide, la pleurésie guérit; à quelques mois de là, l'enfant mourut de méningite tuberculeuse; la plèvre fut trouvée sans trace de lésion,

(1) Gaz. hebd., 1878.
(2) Loc. cit.

les poumons paraissaient sains, des granulations tuberculeuses occupaient les méninges. Mais d'autres fois, la tuberculose s'est cantonnée silencieusement dans quelque partie des plèvres ou des poumons; qu'une cause occasionnelle banale survienne, et l'on verra se développer, avec un appareil fébrile plus ou moins marqué, ou d'une façon latente, une pleurésie à épanchement séreux ou séro-fibrineux, tantôt ayant tendance à rester stationnaire, ou se reproduisant après la thoracentèse, pour passer tôt ou tard à la purulence, tantôt disparaissant par une résorption rapide (obs. XVIII), ou ne reparaissant plus après une ponction (obs. XVI). L'abondance de l'épanchement et la gravité de la tuberculisation, dit M. Pidoux, sont ordinairement en rapport inverse. Quelques-uns en ont conclu qu'il fallait respecter ces épanchements, sous peine de voir la tuberculisation précipiter sa marche. Cependant cette opinion paraît plutôt une simple vue théorique que la conclusion de faits rigoureusement observés; que quelques observations plaident en faveur de cette idée, il n'en est pas moins vrai qu'abandonner un épanchement dans la plèvre, c'est laisser persister une cause de débilitation générale et favoriser l'explosion d'une diathèse qui aurait pu rester latente longtemps encore.

Jusqu'ici, il n'a été question que des pleurésies qui précèdent ou accompagnent le début de la tuberculose : pleurésies latentes à épanchement considérable, ou pleurésies revêtant les caractères des inflammations franches dont elles suivent la marche. Il me reste à

(1) Loc. cit.

parler des pleurésies au cours de la tuberculisation confirmée des organes pleuro-pulmonaires.

Le développement de la tuberculose miliaire de la plèvre s'accompagne d'un épanchement d'abondance variable, le plus souvent hémorrhagique, mais parfois primitivement séreux (obs. XVII). « La reproduction facile et rapide du liquide épanché, dit M. Widal (1), joint à l'état trouble et sanguinolent de la sonorité fournie par la thoracentèse, doit faire soupçonner des granulations pleurales, alors même que l'auscultation ne fait pas constater de tubercules dans les poumons. » Et il cite 4 observations dans lesquelles la ponction a été faite 3 et 4 fois, le liquide se reproduisant toujours et sans tendre à la purulence; à l'autopsie, on trouvait des granulations de la plèvre et des tubercules pulmonaires. Cependant, comme le fait remarquer M. R. Moutard-Martin (2), ces épanchements hémorrhagiques sont presque toujours médiocres; dans les 19 observations qu'il rapporte, 2 fois seulement on fit la thoracentèse. Quelquefois, comme j'en ai observé un exemple, la tuberculose miliaire, même limitée à la plèvre, peut s'accompagner d'un épanchement purement séreux; il en est de même souvent dans les cas de tuberculose miliaire aiguë généralisée. En résumé, les ponctions, dans ce groupe de pleurésies, ne sont que palliatives; lorsqu'on a reconnu la nature du liquide, on doit borner l'intervention aux ponctions d'urgence et aux évacuations partielles.

Dans la tuberculose pulmonaire confirmée, les épanchements ont en général moins d'importance que

(1) Loc. cit.

(2) Etude sur les pleurésies hémorrhagiques, th. de Paris, 1878.

dans les pleurésies du début ; il n'est pas rare alors de rencontrer des pleurésies cloisonnées qui, au milieu des conditions de débilité dans lesquelles se trouvent les malades, passent facilement à la purulence. Les pleurésies purulentes sont, en effet, plus fréquentes dans cette phase de la tuberculose, mais elles sont souvent le résultat de la rupture d'une caverne superficielle ou d'un tubercule caséeux ramolli ; dans ces cas, il y a presque toujours en même temps pneumothorax. Cependant quelquefois le pneumothorax s'accompagne d'un épanchement séreux (Widal, Peyrot, Blachez, Guyot, Bucquoy, etc.), et, plus d'une fois alors, la thoracentèse a été suivie de guérison. Dans ces faits d'hydropneumothorax, à moins d'urgence, il est utile d'attendre quelque temps, afin de permettre la cicatrisation de la fistule pleuro-pulmonaire.

Quand on n'a aucun doute sur la présence des tubercules, dit M. Moutard-Martin (1), on ne doit pas en général opérer, dans la crainte de voir se produire un pneumothorax par rupture de quelque caverne superficielle, sous l'influence du déplissement du poumon et des quintes de toux ; dans un cas, il venait d'extraire, à l'aide du trocart de Reybard, 1 litre 1/2 de sérosité ; la malade fut prise d'une quinte de toux violente, et, par la canule, s'échappa un flot d'air ; un pneumothorax s'était produit par rupture de la plèvre au niveau d'une petite caverne. Aussi, dans la tuberculose pulmonaire confirmée, quand l'épanchement est modéré, il est préférable de s'abstenir ; mais, s'il y a nécessité d'agir, il faut le faire avec un surcroît de précautions, évacuer peu à la fois et lentement.

(1) Gaz. des hôp., 1867, p. 190.

Obs. XVI. — Pleurésie gauche abondante, symptomatique de tuberculose pulmonaire. Thoracentèse d'urgence, avec le trocart ordinaire ; disparition rapide du reste de l'épanchement. La tuberculose suit son cours.

M..., 34 ans, manœuvre, entre le 26 janvier 1879, salle Saint-Ferdinand, n° 3, hôpital de la Charité (service de M. Bernutz).

Aucun antécédent à noter. Il y a environ un an, sans cause appréciable, il se mit à tousser; oppression, hémoptysies ; perte d'appétit, diarrhée par intervalle, amaigrissement, sueurs nocturnes. Depuis quinze jours, l'oppression a augmenté, avec point de côté à gauche.

Le 27. Pas de déformation appréciable ; léger œdème en dehors du mamelon gauche. A gauche, matité dans toute l'étendue, même sous la clavicule, vibrations à peine senties, silence à la base, souffle bronchique au-dessus, et d'autant plus marqué que l'on se rapproche du sommet; égophonie dans la moitié inférieure. A droite, rien à noter. Oppression assez vive. Cœur : battements épigastriques, bruits normaux, maximum des bruits déplacé vers la droite ; pouls, 100, régulier ; aucune trace de stase ; rien au sommet droit.

Le malade est pâle, amaigri ; mauvais état général.

Ponction, sixième espace, ligne moyenne de l'aisselle ; trocart de Reybard ; liquide citrin : 2 litres 1/2. M. Bernutz engage le malade à tousser, dans le but de faciliter l'évacuation. Aucun incident. Le soir, le malade se trouve très soulagé ; tympanisme creux sous la clavicule, respiration et gros frottements pleuraux ; en arrière, submatité, vibrations, respiration rude dans toute la hauteur ; ni souffle, ni égophonie. P. 110 ; le cœur reste déplacé. T. m. avant la ponction, 38°. T. s. 38°.

Le 28. A gauche, le tympanisme de la veille est remplacé par de la submatité ; vibrations faibles, souffle à timbre caverneux dans toute la région antérieure ; bruits de cuir neuf, quelques râles à timbre cavernuleux, bronchophonie ; en arrière, comme hier. Dans la fosse sus-épineuse droite, quelques craquements secs ; expectoration muco-purulente, rare. Les battements épigastriques ont disparu ; pas de choc de la pointe. T. m. 36,6. T. s. 39°.

Vésicatoire à gauche; potion de teinture de digitale, 1 gramme; chiendent nitré, 4 grammes; potages, lait.

Le 29. En avant, matité presque absolue; respiration sous la clavicule avec frottements très nets et râles qui ont un timbre métallique. Plus bas, souffle bronchique intense, superficiel, accompagné des mêmes bruits anormaux que ne modifie pas la toux; bronchophonie; expectoration rare. Respiration dans toute la hauteur en arrière. Le pouls reste petit et fréquent : 110 à 120. T. m. 37,8. T. s. 39,2.

Le 31. Etat stationnaire. T. 37,4. Le liquide ne se reproduit pas.

7 février. Même état local; expectoration à peu près nulle. La fièvre a pris un caractère rémittent (37,5-40°); sueurs nocturnes; appétit nul.

1er avril. La tuberculose suit lentement son cours; mouvement fébrile le soir et sueurs nocturnes fréquentes, appétit médiocre; l'état général reste mauvais. Toux modérée, expectoration peu abondante, muqueuse, avec quelques crachats purulents. A la région antéro-latérale gauche, matité absolue dans une zone égale à l'étendue de la paume de la main, vibrations conservées, souffle bronchique éclatant, superficiel, par intervalle accompagné de râles qui ressemblent parfois à des gargouillements; bronchophonie; pectoriloquie aphone. Sous la clavicule, bruit skodique, respiration forte, frottements-râles. (S'agit-il d'une infiltration tuberculeuse ou d'une pleurésie enkystée?) En arrière, la base du poumon gauche reste toujours submate, mais les vibrations s'y perçoivent très bien, et la respiration persiste jusqu'aux parties les plus déclives.

26 mai. L'état du malade est à peu près resté stationnaire. Le liquide ne s'est pas reproduit; la tuberculose pulmonaire évolue lentement. Le malade quitte l'hôpital.

Obs. XVII. — Pleurésie droite chez un tuberculeux. Thoracentèse : liquide séreux légèrement rosé. Mort 25 jours après l'opération : 2,500 gr. d'épanchement hémorrhagique ; tuberculose miliaire de la plèvre. Cavernes pulmonaires. (Observation recueillie avec le concours de mon collègue et ami Arnozan, dans le service de M. Desnos, suppléé par M. Rathery).

B..., 44 ans, marchand des quatre saisons, entre le 6 septembre 1869, salle Saint-Félix, n° 24, hôpital de la Charité. Pas d'antécédents héréditaires. Depuis huit mois, tousse et s'affaiblit ; souffre du côté droit ; pas d'hémoptysie. Développement progressif des accidents. Etat général mauvais.

Le 7. Submatité au sommet des deux côtés, craquements humides ; matité, souffle, égophonie à la base droite jusqu'à l'angle de l'omoplate ; foie non abaissé.

Le 12. A droite, matité dans toute la hauteur, en arrière, vibrations affaiblies, surtout à la base, mais perçues dans toute la hauteur ; sonorité skodique sous la moitié interne de la clavicule et dans la fosse sus-épineuse, avec respiration à timbre amphorique surtout pendant l'expiration ; bronchophonie et pectoriloquie aphone dans les mêmes points ; au-dessous, murmure confus et silence, bourdonnement sourd de la voix ; le foie déborde de 7 centimètres sur la ligne du mamelon, le cœur n'est pas déplacé.

Ponction : aspirateur Potain, trocart de 2 millim. de diamètre, dont la canule est fendue à l'extrémité ; ponction dans le 7e espace, ligne moyenne de l'aisselle. Le liquide, citrin, légèrement rosée coule très lentement ; de fines bulles de gaz glissent le long du bord supérieur de l'index de cristal situé sur le trajet du tube d'aspiration ; ces bulles grossissent, le liquide coule à peine ; on enfonce le trocart plus profondément ; sensation de déchirure ; le liquide coule un instant un peu mieux, puis de grosses bulles gazeuses circulent lentement vers le récipient. On arrête l'opération ; en une demi-heure, on avait retiré 820 gr. de sérosité, ayant une densité de 1016. Après le retrait du trocart, se produit immédiatement, sous la peau, une tumeur étalée, fluctuante, qui disparait le lendemain et ne laisse pas d'ecchymose. Dans la fente de la canule s'était fixée une fausse membrane qui faisait obstacle à l'écoulement du liquide.

Avant la ponction : T. R. 38,6 ; R. 37 ; P. 110.

Dix minutes après : T. R. 38,7 ; R. 38 ; P. 106.

Aucun accident à noter. Après la ponction, la respiration amphorique s'entend dans une plus grande étendue.

Le lendemain, dans le liquide de la ponction, s'est formé un très lâche réseau fibrineux coloré par les globules rouges.

Le 13. T. m. 38,2 ; T. s. 38,8.

Le 14. T. m. 38,4 ; T. s. 39,4.

Le 15. T. m. 39° ; T. s. 39,4. Signes physiques stationnaires ; le foie reste abaissé.

Le 17. T. m. 38,2 ; T. s. 39°. Voussure très manifeste à droite ; 86 centim. de circonférence dont 44 à droite. Respiration à timbre amphorique dans le 1/3 supérieur ; pas d'autres phénomènes d'amphorisme ; matité dans les parties correspondantes. Vibrations nulles et silence dans les 2/3 inférieurs.

Le 18. Le sternum est dévié vers la droite, de 1 cent. 5 à la pointe, de 1/2 centim. à la base. 87 centim. de circonférence dont 45 à droite. Le foie déborde toujours de 7 centim. sur la ligne du mamelon. Il existe une voussure très manifeste de tout le côté droit ; les signes physiques n'ont pas varié, sinon que l'on perçoit, à la partie antérieure du 1er et du 2e espace, une sonorité tympanique. La température entre 38 et 39° ; diarrhée, anorexie ; état général très mauvais ; expectoration muco-purulente.

Le 22. Les vibrations se perçoivent dans toute la hauteur, faibles surtout à la base, à peu près nulles dans la région sous-axillaire. La respiration, à timbre amphorique, ne s'entend plus guère que dans la fosse sus-épineuse ; dans le reste de l'étendue, murmure respiratoire d'autant plus confus et sourd qu'on se rapproche de la base. Cependant le foie ne remonte pas.

Le 24. 84 centim. de circonférence dont 43 à droite.

Le 26. En arrière, toujours matité dans toute la hauteur, mais vibrations perçues jusqu'à la base, très faibles sous l'angle de l'omoplate où se fait entendre un souffle lointain ; respiration obscure au-dessus, silence au-dessous. Râles humides aux sommets. La fièvre persiste ; état général de plus en plus mauvais.

Le 27. Circonférence 83,5, dont 42 à droite; le foie déborde toujours de 4 travers de doigt.

Le 2 octobre. Œdème des membres inférieurs, surtout marqué à gauche; le malade est toujours couché sur ce côté; pas d'œdème de la paroi thoracique. Etat local en apparence stationnaire.

Le 7. Subdelirium depuis deux jours. En arrière, la matité persiste dans toute la hauteur; les vibrations, presque aussi fortes qu'à gauche, sont perçues jusqu'à la base; pas de souffle; la respiration, faiblement entendue en haut, se perd bientôt en un murmure confus que l'on retrouve encore à la base. Le foie déborde toujours de 3 travers de doigt au moins.

Mort dans la nuit suivante.

Autopsie : On n'a pas examiné le point où l'épanchement s'était fait après la ponction. Plèvres : à droite, 2500 gr. de sérosité très sanglante; quelques adhérences au sommet, poumon refoulé contre le médiastin; la plèvre est recouverte d'une fausse membrane rouge d'infiltrations hémorrhagiques, semée d'une quantité considérable de granulations grises; épaisse de 2 à 3 millim. sur la plèvre pariétale, la fausse membrane est beaucoup plus mince sur la plèvre viscérale; à gauche, quelques adhérences au sommet, quelques cuillerées de sérosité, granulations grises rares. Petites cavernes aux sommets. Péritoine : semis très serré de granulations tuberculeuses; faible épanchement citrin, ulcérations tuberculeuses de l'intestin.

Obs. XVIII. — Pleurésie symptomatique de tuberculose. Diminution d'abord rapide de l'épanchement; sa disparition complète se fait longtemps attendre.

A..., 28 ans, infirmier, entre le 10 juin 1879, à l'hôpital de la Charité, service de M. Bernutz, salle Saint-Ferdinand, n° 12.

Pas d'antécédents héréditaires; dyspeptique depuis plusieurs années; non alcoolique. Depuis trois mois, toux qui augmente peu à peu, hémoptysies, essoufflement, sueurs nocturnes. Il y a quinze jours, point de côté, frisson, oppression plus vive.

Pâle et amaigri; épanchement modéré à gauche; deux vésicatoires coup sur coup; diurétiques. L'épanchement augmente.

Le 20. Depuis l'entrée, la température oscille entre 38° et 39° ; toux quinteuse, fréquente, pas d'expectoration. Côté gauche plus saillant. Circonférence totale 89 cent., dont 45 à gauche. En arrière matité absolue dans toute la hauteur, vibrations nulles et silence dans la 1/2 inférieure; murmure respiratoire au-dessus ; en avant, submatité sous-claviculaire, souffle bronchique. A droite, respiration très rude au sommet. Cœur : absence du choc de la pointe, pas de battements épigastriques, impulsion cardiaque sur le bord droit du sternum, où est le maximum des bruits, d'ailleurs normaux; pouls 90, régulier. Le foie ne déborde pas, l'espace semi-lunaire sonore a 12 cent. de hauteur. La disposition allongée du thorax explique l'absence des battements épigastriques, et la hauteur de l'espace semi-lunaire.

Le 25. La température est normale depuis la veille, mais le malade reste pâle et sans appétit. Il est fatigué par une toux quinteuse incessante qui empêche tout sommeil : 0 gr. 10 d'extrait thébaïque pris dans la journée et une cuillerée de sirop de chloral le soir procurent au malade un sommeil de dix heures. L'épanchement diminue, la respiration s'entend en arrière dans les 2/3 supérieurs; souffle à la base, dans l'aisselle et en avant ; la matité cardiaque, qui dépassait le bord droit du sternum de 4 cent., se limite aujourd'hui à ce bord même.

1er juillet. Léger mouvement fébrile le soir; le souffle se limite de plus en plus au-dessous de l'angle de l'omoplate ; l'insomnie persiste et l'état général reste mauvais.

Le 7. L'insomnie résiste à toute médication ; l'état général reste le même; l'épanchement a beaucoup diminué. En avant, et dans la région sous-axillaire, submatité, vibrations, respiration obscure, gros frottements très nombreux ; en arrière, respiration dans les 2/3 supérieurs. Le choc du cœur se perçoit dans le quatrième espace, en dedans du mamelon gauche.

Le 12. La matité absolue avec absence de vibrations, murmure respiratoire confus, s'est limitée au-dessous de l'angle inférieur de l'omoplate. Dans le reste de l'étendue, submatité, vibrations encore faibles, respiration et frottements pleuraux surtout manifestes en avant et sur le côté.

Le 19. L'état général a beaucoup gagné; la température est

maintenant normale ; appétit ; pâleur moins profonde, ni toux, ni expectoration. État local stationnaire.

Le 28. L'état général est satisfaisant.

16 août. Matité moins absolue au-dessous de l'angle de l'omoplate où les vibrations et la respiration sont encore obscures. Dans le reste de l'étendue, respiration normale; les frottements ont disparu. Le malade quitte l'hôpital dans un état de santé très satisaisant. Il n'existe pas de signe manifeste de lésion tuberculeuse des poumons.

La diminution de l'épanchement, rapide d'abord, se fit en même temps que la chute de la température; on était alors du vingt-cinquième au trentième jour de la maladie. Mais la disparition complète se fit encore attendre plusieurs semaines.

Pleurésie et affections hydropigènes. — Il ne faudrait pas croire que tous les épanchements pleuraux au cours d'affection cardiaque ou de maladie de Bright, sont de simples hydrothorax; l'unilatéralité de l'épanchement, la présence de la fibrine dans la sérosité pleurale, la non reproduction de l'épanchement alors que l'anasarque persiste, la présence de fausses membranes souvent constatées à l'autopsie (Bucquoy), montrent bien qu'il y a, dans ces circonstances, plus qu'un simple hydrothorax. Tant que ces épanchements restent médiocres, tant qu'ils ne gênent pas trop la circulation ou n'opposent pas un obstacle sérieux à l'hématose, il n'est guère utile d'avoir recours à la thoracentèse; si dans un certain nombre de cas l'épanchement ne s'est pas reformé, fréquemment aussi le liquide se reproduit indéfiniment, sans tendre toutefois à devenir purulent : 7, 12, 14 ponctions successives ont été faites sur des sujets atteints d'affection cardiaque ou rénale, sans modification du liquide (Bouilly). On n'hésiterait pas à ponctionner un épanchement, même modéré, qui resterait stationnaire, si par amélioration de l'affection primitive l'anasarque disparaissait.

CHAPITRE IV

De l'opération.

Un long exposé de la méthode du trocart simple et de la méthode aspiratrice n'est point nécessaire pour montrer que le parallèle est tout à l'avantage de cette dernière.

La douleur et le traumatisme ont une bien autre importance lorsqu'on emploie le trocart de Reybard, et l'appréhension du malade le dispose mal à accepter une seconde, une troisième intervention. Ce que l'on dépense en force pour l'introduction du gros trocart, on le perd en précision : le volume de l'instrument, le rapprochement des côtes, soit par le fait de l'affection déjà ancienne, soit provoqué par le malade craintif, le déplacement brusque du patient sous l'influence de la douleur, sont autant de circonstances qui rendent la pénétration moins sûre ; et, lorsqu'il existe quelque fausse membrane un peu épaisse et résistante, les décollements sont beaucoup plus à craindre qu'avec une aiguille ou un trocart fin (obs. IX). Dans les pleurésies récentes, avec le gros trocart, l'écoulement se fait assez bien au début, lorsque la pression intra-thoracique est très forte, mais il n'en est plus de même dans les épanchements un peu anciens où la pression positive atteint à peine quelques millimètres de mercure ; on fait alors tousser le malade, et l'on provoque ainsi des déplissements violents du poumon ; les fausses membranes sont tiraillées et déchirées, et il n'est pas très rare de voir la sérosité prendre vers la fin une coloration légèrement sanguinolente ; d'ailleurs, il ne faut pas s'y tromper, cette pratique du trocart ordinaire a bien aussi l'inconvénient que l'on a tant reproché aux appareils aspirateurs : la décompression poussée trop loin ; car le poumon, brusquement développé sous l'influence des secousses de toux, donne de véritables coups de piston qui font, en chassant le liquide, tomber la pression pleurale au-dessous de la pression extérieure ; plus d'une fois, la membrane de baudruche s'est rompue dans un effort d'inspiration, et l'air a pénétré dans la plèvre ; dans un fait de ce genre, rapporté par M. Moutard-Martin, la pleurésie devint purulente et mortelle. Quant aux accidents consécutifs, qui servent d'arguments aux détracteurs de la méthode aspiratrice, il est facile de se convaincre, par le classement des observations, que ces complications sont au moins aussi fréquentes avec le trocart simple ; presque toujours, dit Trousseau, le malade est pris de quintes de toux après l'opération. Dans les 28 observations d'expectoration albumineuse relatées plus haut, 15 fois on avait employé le trocart de Reybard.

La méthode aspiratrice a deux avantages incontestables : 1° Le trocart fin et l'aiguille réduisent infiniment la douleur et le traumatisme ; on pénètre plus facilement et avec moins d'effort dans un espace étroit, et l'on est moins exposé au décollement des fausses membranes résistantes. L'oblitération plus fréquente par un flocon fibrineux est la seule objection que l'on puisse faire aux trocarts étroits et aux aiguilles ; mais, dans les pleurésies séreuses, le fait ne se rencontre pas aussi souvent qu'on pourrait le supposer ; je ne l'ai observé qu'une fois sur une trentaine de ponctions que j'ai faites ; en tout cas, une manœuvre très simple permet de refouler l'obstacle, à moins que le bouchon fibrineux ne se soit enclavé dans la fente de l'extrémité de certaines canules (obs. XVII) ; 2° l'autre avantage est le *vide* mis au service de l'évacuation ; on a trop oublié que cette force ne doit être qu'un agent accessoire facilitant la sortie du liquide à travers un tube étroit ; quand on sait « manier le vide » on est alors maître de l'évacuation du liquide, on la régularise, on la ralentit, on la rend intermittente à volonté. Aussi, les objections concernant l'écoulement trop rapide, la décompression excessive, ne retombent-elles que sur le manuel opératoire défectueux et non sur la méthode.

Le manuel opératoire, en effet, a une importance capitale dans la thoracentèse. L'appareil de M. Dieulafoy donne une évacuation intermittente, celui de M. Potain, une évacuation continue ou intermittente, au gré de l'opérateur. M. Dieulafoy recommande, pour l'épanchement séreux, l'aiguille n° 2 de son aspirateur ; son calibre a environ 1 millim. 1/5 de diamètre ; avec l'aspirateur de M. Potain, on peut aussi employer soit une aiguille, soit un trocart fin. L'initiative qu'a bien voulu me laisser mon cher maître, M. Bernutz, m'a permis de constater, qu'avec une courte, pratique on arrivait à manier aussi facilement et aussi sûrement les trocarts que les aiguilles simples; presque toujours je me suis servi des trocarts qui correspondent, comme diamètre, à l'aiguille n° 3 de l'aspirateur de M. Dieulafoy, et l'opération a toujours été très facile et sans suite fâcheuse.

Il n'y a aucune règle générale à poser relativement au point d'élection de la thoracentèse lorsqu'il s'agit d'une pleurésie multiloculaire ou d'une pleurésie enkystée. Je ne fais aussi que rappeler les adhérences phréno-costales dont l'existence entraîne des indications particulières. Quant aux épanchements libres, on les ponctionne, soit dans la région sous-axillaire, soit en arrière du relief formé par le bord externe du grand dorsal qui occupe la ligne postérieure de la région précédente. Trousseau ponctionnait ordinairement dans le 6e ou le 7e espace, sur la ligne moyenne de l'aisselle; on se trouve alors, pour le 7e espace, de 8 à 12 centim. au-dessus du cul-de-sac pleural. Dire que le 8e espace est trop bas, c'est émettre une remarque incomplète, car tout dépend de la distance à laquelle on se place de la colonne vertébrale : sur un cadavre (il n'existait aucune adhérence de la plèvre), un trocart enfoncé dans le 8e espace, sur la ligne antérieure de l'aisselle, se trouvait au niveau du cul-de-sac de la plèvre; sur la ligne moyenne de l'aisselle, il était à 5 centim. au-dessus; un peu en arrière de la ligne postérieure de l'aisselle, à 13 centim. du rachis, le cul-de-sac se trouvait à une distance de 10 cent.

Quand on opère dans la région sous-axillaire (6e ou 7e espace), on n'est séparé des côtes que par les digitations en général assez minces du grand dentelé; de plus, les espaces intercostaux sont plus larges qu'en arrière; il existe bien parfois quelques grosses veines qui rampent sous la peau, mais il est facile de les éviter. La ligne postérieure de l'aisselle est défavorable à cause du relief du bord externe du grand dorsal : on fixe moins bien l'espace; dans un cas, dont j'ai parlé plus haut, le trocart, au milieu de cette masse musculaire, avait atteint quelque veine d'une certaine importance, et il en était résulté un thrombus. En arrière de cette ligne, le grand dorsal est plus mince, il sépare seul des côtes ; on peut ponctionner dans le 8° espace, toutefois, en ce point, les côtes sont moins écartées que dans l'aisselle ; de plus, le choix de cette région oblige le malade à se tenir assis pendant la ponction, ou couché sur le côté sain; or, pour plus d'une raison, il est préférable de laisser le malade à demi-couché, et alors la région de l'aisselle, avec léger écartement du bras en haut ou en dehors, se prête très-bien à cette attitude.

L'index gauche fixe l'espace choisi ; il faut avoir soin d'éviter un relief musculaire, car la moindre contraction ferait glisser le doigt. Il est parfois très difficile de bien déterminer l'espace intercostal rétréci, dans les pleurésies chroniques et surtout à la suite d'une ou plusieurs ponctions qui ont déterminé un retrait de la paroi thoracique; quelquefois, les côtes sont pour ainsi dire imbriquées (obs. IX), et il peut devenir difficile de faire pénétrer même un trocart de faible calibre. Pour des raisons que j'ai données dans un des chapitres précédents, ce n'est pas le milieu de l'espace qu'il faut perforer, même avec un instrument presque capillaire, mais on doit s'astreindre à raser le bord supérieur de la côte. Si l'on ponctionne dans l'aisselle, on se rapprochera plutôt de la ligne postérieure de la région, et l'on dirigera l'aiguille ou le trocart un peu en haut et en arrière; on s'éloigne ainsi du diaphragme, on attaque obliquement les fausses membranes, et si minime que soit le danger d'atteindre le poumon, on se met encore mieux à l'abri de ce petit accident.

Le précepte proposé par M. Dieulafoy, dans les pleurésies aiguës (1), de ne pas évacuer plus d'un litre de liquide et même de s'arrêter bien en deçà si la pleurésie est compliquée, ou si le malade éprouve diverses sensations sur lesquelles j'ai insisté à propos des accidents de la thoracentèse, me semble s'appliquer dans toute sa rigueur aux pleurésies séreuses chroniques: les fausses membranes se sont consolidées et ont fixé les organes dans leur déplacement, la pression, même avec des épanchements considérables, est quelquefois très faible (2), aussi s'expose-t-on rapidement aux incouvénients de la décompression ou mieux de l'aspiration poussée trop loin. Dans l'observation IX, à la 3e ponction faite treize jours après la première et dix jours après la seconde, les deux premières ayant donné ensemble 1,180 centimètres cubes de liquide, on entendit, au moment du retrait de la lance du trocart (j'avais omis de prendre les précautions ordinaires), un sifflement aspiratif vers la plèvre, et cependant l'épanchement était encore considérable. C'est dans ces cas surtout, qu'il serait utile de pouvoir adapter un manomètre permettant d'apprécier la pression intra-pleurale.

Ces ponctions partielles ont pour conséquence, lorsqu'il s'agit d'épanchement abondant, les ponctions successives qui peuvent se faire à quelques jours d'intervalle dans les pleurésies récentes, alors que les organes

(1) Loc. cit.
(2) Homolle, loc. cit.

reprennent facilement leur situation normale. Il est nécessaire, lorsque les épanchements sont anciens, de laisser un plus long intervalle entre chaque thoracentèse : la décompression, dans les pleurésies chroniques, ne fait sentir ses effets que plus lentement, et ce n'est parfois qu'après deux ou trois jours que le retour des organes déplacés vers leur situation normale est bien appréciable.

CONCLUSIONS.

Des conclusions générales formulées en quelques courtes propositions ne peuvent résulter que de faits précis, classés en un petit nombre de groupes dans lesquels il serait toujours possible de les faire rentrer. Mais rien de plus difficile que de tracer des règles générales pour l'application de la thoracentèse.

L'opération, faite à l'aide d'instruments propres et avec les précautions indiquées au dernier chapitre, doit être exonérée :

1° De la transformation purulente de l'épanchement, conséquence naturelle de l'évolution de la pleurésie.

2° Des morts inopinées par syncope, thrombose ou embolie, lorsque cet accident survient à une époque plus ou moins éloignée de l'opération. Toutefois, il est quelques faits de syncope, dont il est question au paragraphe IV des complications de la thoracentèse, et dont l'opération a été la cause occasionnelle directe.

Quant à l'expectoration albumineuse, elle ne s'est

guère rencontrée que dans les pleurésies compliquées, plus rarement au cas d'évacuation rapide et abondante ; assez souvent ces deux causes ont combiné leurs effets.

Toute ponction urgente doit être faite sans retard, mais la discussion peut porter sur la valeur des signes qui indiquent l'opération. Sans compter qu'il est souvent fort difficile d'apprécier le volume d'un épanchement, il n'est pas toujours exact de dire que l'urgence se mesure seulement à l'abondance du liquide; des épanchements moyens réclament, dans certains cas de pleurésies compliquées, une intervention pressante.

Les épanchements modérés, au point de vue de la thoracentèse, peuvent se diviser en trois groupes :

1° Il y a de la fièvre, et l'épanchement est en voie de formation.

2° La fièvre persiste et l'épanchement est stationnaire.

3° Il n'existe plus de fièvre et l'épanchement ne diminue point.

Il me paraît impossible de préciser davantage, car les chiffres et les dates, ne représentant que des moyennes, ont l'inconvénient de ne s'appliquer à aucun cas particulier.

De la composition du liquide, de l'origine de la pleurésie, on peut tirer quelques données sur les résultats probables de la thoracentèse.

Les évacuations doivent être partielles, et par conséquent successives lorsque l'abondance de l'épanchement l'exige; mais, à côté de cette donnée générale, il faut tenir compte de la durée de l'affection, de l'état particulier de la plèvre et des circonstances diverses qui accompagnent accidentellement la pleurésie.

TABLE DES MATIÈRES

Paris. — A. PARENT, imprimeur de la Faculté de Médecine, rue M.-le-Prince, 29-31.

www.ingramcontent.com/pod-product-compliance
Ingram Content Group UK Ltd.
Pitfield, Milton Keynes, MK11 3LW, UK
UKHW021544260726
13993UKWH00002B/614

9 782329 098753